初學
基礎重訓指南

背部‧手臂‧腿部‧核心‧臀部，

5大重點部位 × 105組動作圖解 ，4 週有效增肌

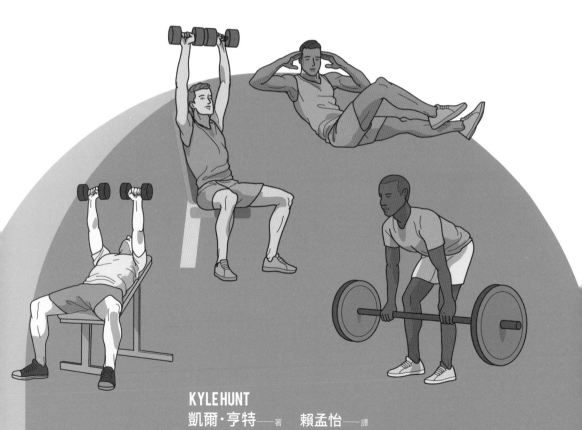

KYLE HUNT

凱爾‧亨特——著　　賴孟怡——譯

將此書獻給我美麗的妻子
愛思琳，沒有她的支持，
這本書就無法完成！

CONTENTS

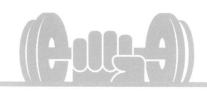

PART 2
初學者的基礎訓練

CHAPTER 4　臀腿訓練

CHAPTER 5　後背訓練

CHAPTER 6 腹部與核心訓練

CHAPTER 7 手臂和肩膀訓練

CHAPTER 8 胸部肌肉訓練

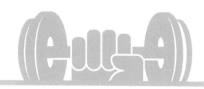

PART 3
四週整合訓練菜單

每日例行之暖身與收操伸展 133

前言

　　登高必自卑，行遠必自邇，健身達人也是要從新手一步一步學起。

　　我從十幾歲開始練重訓。在八〇末到九〇年代，電影非常流行動作片，我在八年級，也就是國中時期，深受動作片偶像的光環所吸引，像是席維斯‧史特龍和阿諾‧史瓦辛格等電影明星，因此趕上了最後一波的重訓潮。從那時候，我就大步地踏上重訓這條不歸路了！

　　人們很愛用充滿熱情來形容自己對某件事的愛好，但除了這個詞，我也找不出其他字來表達我對重訓的強烈情感。

　　上大學時，我順著自己心意，選擇了運動科學當主科，事實上，如果不練重訓，我真找不到自己想做的事。

　　我這十年一直從事健身事業，幫助來自各行各業的客戶學習正確的重訓方法，讓大家儘可能不要重蹈我在初學時，因為知識不足所犯的錯誤，而白白浪費許多時間走冤枉路。

　　在過去，健身界各種觀念眾說紛云，若是沒有紮實的基礎知識，真的會被帶著團團轉。因此，我想要寫一本可以帶領大家正確練重訓的書。

　　重訓也和瑜伽或是有氧運動一樣，對身體有許多益處，不同的是，重訓靠的是阻力或是重量來誘導肌肉收縮，進而增強肌力、活動力、耐力和肌肉大小。

為了確保初學者能夠循序漸進，建立練重訓的正確方式，請從第一章開始著手。若是已經練了有一段時間了，那書裡的一些知識對你應該不陌生。

然而，還是希望大家盡量耐著性子再複習一遍，畢竟重新檢視良好的正確習慣，絕對是百益而無一害。

一定要練重訓的原因

雖然，普羅大眾對重訓的看法就是猛男無腦，但是重訓不僅是用來練大肌肉，它還有許多其他的好處，別擔心，我不會通篇在此深入探討。只是要跟各位說明，重訓除了可以提高外表魅力，還對健康有整體性的幫助。

更健康的心臟

根據一篇《體育科學與醫學》（*Medicine & Science in Sports & Exercise*）的研究指出，重訓可以降低壞膽固醇和血壓。肌力訓練可以減少心臟病、中風或是心臟相關疾病發作的風險。

即使每週重訓時間少於一個鐘頭，罹患心臟病的風險仍舊可以下降百分之四十～百分之七十。

更強壯的骨骼

隨著年齡的增長，肌力、活動力、身體的協調能力和骨

質密度都會逐年流失。

　　重訓有助於防止這些問題的發生。科學已經證實運動，特別是重訓對身體所需的機械性刺激（mechanical stimuli）或機械負荷（mechanical loading），除了維持，更能促進骨骼健康。對於女性來說，還能夠有效的降低骨質疏鬆症的風險。

提高心理幸福感

　　肌力訓練除了可以提高自信，對心理健康也有相當好的正面作用，像是改善抑鬱症和焦慮症的症狀，還能提高睡眠品質，畢竟睡得飽，隔天精神一定好。

提高新陳代謝

　　新陳代謝是指人每日消耗的卡路里。新陳代謝率太低，人容易發胖也很難減重。肌力訓練不僅可以燃燒卡路里，還能提高肌肉量，因而提高新陳代謝率。

　　因為肌肉可消耗更多熱量，並且能夠提高運動的強度。

提高靈活度和平衡感

　　身體靈活度和平衡感才能應付日常生活，人在年輕時，很容易把這些視為理所當然，然而隨著年記增長，我們不得不花些力氣來維持這兩件關鍵要素，以避免跌倒和受傷的機

率。肌肉流失會降低身體的靈活度和平衡感，但我們可以藉由重訓來提高關節的活動範圍，維持身體的靈活性。

專為初學者打造的入門書

　　市面上有許多介紹重訓的相關書籍，本書是專為初學者所設計的入門書，我們會從頭開始講起，把基礎打穩，無論你的年齡或是身體狀況，開始重訓就不嫌遲。

　　在踏入健身房之前，我們會先討論重訓常用的術語，並介紹相關的健身器材。

　　只要把預防措施做好，重訓就是一項相當安全的運動。我們會在書中學到詳細的方法，減少可能受傷的機會。

　　營養也是重訓中十分重要的一環，養成良好的飲食習慣，可以讓重訓的效果發揮到最大。

　　這些都會在之後詳細解說，確保你不會被一堆所謂的「規則」和錯誤資訊所淹沒。

　　在 Part3 中，我會規劃出明確的訓練菜單讓你開始做，為期四週的菜單涵蓋重訓所需的項目、組數、次數和相關技巧。也會教你根據自己的需求修改菜單的方法。即使是只有在健身房才能做的項目，也能修改成居家訓練。

PART 1
重訓新手入門準備

改善生活品質最好的著手方法，就是先改善身體健康以及提高體力，練重訓是一個非常好的達標方法。若是你從未練過重訓，初接觸時應該會不知從何著手。本章會先從重訓的基本功開始介紹，我們要揭開重訓術語的神祕面紗，並且破除重訓界神話的迷思。此外，我們也會探討安全的練習方式，減少受傷的機會，讓重訓成為你的生活日常。

CHAPTER 1
重訓基本知識

對於大多數的人來說，「出門」去健身房大概是最難執行的部分，站在健身房裡，卻對重訓毫無所知的話，可真的會讓人心生畏懼，尤其是舉目所見都是健身有成的高手。光是提起力氣出門，鼓起勇氣進健身房，可能就能打垮我們那一點點想要練重訓的心。別怕，先讀完這本書，相信你就能夠拿起器材自主訓練，或是安心地挺起胸膛走進健身房，自信滿滿的做重訓。

訓練前的準備

　　每個人對重訓的反應不一，有些人練的成效很顯著，也有人無法練出好成績，這段聽起來來根本是廢話，重點是你自己的練習進度，不用管別人的想法。美國老羅斯福總統曾說過：「比較是偷走快樂的小偷。」我們不需要在健身房和人競爭。

　　個人基因對增肌減脂和肌力的增加有很大的影響。每個人有不同的前進速度，重點在堅持與持續的進步。

　　另外，不一定書中列的訓練項目都適合你。

　　因為每個人的體格、肢體比例不一樣，肌肉附著在骨關節的端點也會有差異，這些都會影響重訓項目的效果。我在書中的後段會詳細說明修改方法，讓你找出最適合自己的重訓菜單。

　　最後，在開始重訓前，還要請各位諮詢自己的醫生或是專業合格的醫療保健人員，確保自己的身體狀態可以負荷訓練的狀態。

重訓原理

重訓要有效果，需要三個步驟，也就是給予肌肉刺激、修復和適應（stimulus, recovery, and adaptation）。

我們在健身房的重訓就是在給予肌肉刺激，休息時，身體會開始修復在重訓中破壞的肌肉組織。

因此，我們可以知道肌肉量和肌力不是在訓練時生成的，而且練完之後肌肉量和肌力反而會下降。

重訓後的二十四～四十八小時，通常會感到肌肉酸痛，這稱為「延遲性肌肉酸痛」。在身體修復的過程，肌肉也會開始生長，因此重訓之間的休息非常重要，要讓身體有充足的修復時間。

確定重訓目標

建立良好習慣才有成功的機會，特別是重訓的達標，會是一場長期抗戰。目標人人會設，但不是每個人都能走到終點、奪旗成功。這兩者之間的差別，在於實現目標的人會養成堅持到底的習慣。

我們可以設定的目標，基本上不離下列項目：

增肌：這是大多數人開始重訓的原因，建立瘦肌肉會改變人的外表和身體組成，這是一項長期投資。因為隨著年齡的增長，能維持一定的肌肉量才能擁有美好的生活品質。

提高肌力：剛開始練重訓時，肌力的增長會比增肌先啟動，雖然照著鏡子，會覺得外表沒有太大的變化，但是卻能感受到絕對肌力（absolute strength，每次能舉的重量）和相對肌力（relative strength，依自己體重可以舉的重量比例）有大幅的提升。

改善心血管健康：人們在想到要改善心血管方面的疾病時，大多會選擇傳統的有氧運動，像是跑步或是騎自行車，然而，研究卻證實重訓對於降低罹患心血管疾病的機率有更大的功效。事實上，一週不用花到一個鐘頭練重訓，就能將罹患心臟病或是中風的風險降低百分之四十～百分之七十。

記錄訓練進度

　　記錄進度是重訓練習中非常重要的一環，看到自己的進步，是保持動力的關鍵。

留存重訓日誌：這是追蹤訓練進度最簡單有效的方法之一。「每週進行相同重量的訓練」是人們犯的最大錯誤，因為身體會慢慢習慣這樣的重量，便會停止進步。我們要做的就是持續提高訓練重量。除此之外，重訓日誌要記的不只是推舉的重量，我們還需要記下日期、具體的訓練項目、組數、次數、推舉時重量覺得輕還是重，以及訓練開始和結束的時間。我選擇紙筆來做記錄，你也可以使用手機的應用程式，像是蘋果手機的 Strong Workout Tracker Gym Log，安卓系統可以選用 FitNotes。有很多重訓用的應用程式，裡面有各種訓練項目，選擇附有追蹤記錄功能的來用即可。

自我測試：每四～六週，要使用各種推舉項目來測試肌力的變化狀況。最簡單的方式就是在姿勢不改變的狀態下，推舉你可以承受的最大重量。然後和自己上次的記錄做比較，看看自己進步多少。

重訓神話：事實還是虛構

　　我們生活在一個神奇的時代，在網路上想學什麼幾乎都在彈指之間，這時候，要思考的反而是資訊是否正確。就是有些「重訓界神話」，已經多次被證實其謬誤之處，人們還是深信不已，就讓我舉下面幾項來說明：

怕會練太壯： 男性朋友大都希望這是真的，最好隨便練一練就變阿諾。然而，沒有女生想要練成金剛芭比。「我怕練太壯」讓許多人讓健身房怯步不前，其實要練出壯碩的身材困難極高，需要持續耐心鍛鍊才有可能看到成績。

沒有人可以練個幾下，隔天一起床就巨人浩克上身，你完全不用擔心會練太壯。事實上，重訓是讓你獲得苗條、精實的肌肉線條的最佳方法。

重訓對關節不好： 運動方法錯誤，就可能對身體造成負面的作用，但何運動都一樣。只要能正確的鍛鍊，重訓對關節是絕對安全的。

重訓反而可以改善關節的活動性和穩定度，長期練下來，反而會增加關節的強健度。

瘦出六塊肌： 人們都想要局部減重，可惜的是我們無法只靠運動減掉特定部位的脂肪。多做腹部訓練的確可以提高腹肌的緊實度，但想要看到六塊肌，體脂還是要夠低才做得到。

重訓術語說明

　　在你首次走進健身房時，會不會有種走進異世界的感覺，身邊的人講的術語都不甚了解。現在我們就先來看看這些「重訓行話」的意思，更多詞彙可以參考本書後面所列的詞彙表。

槓鈴：由一根長桿、兩片槓片，加上卡扣、握把所組成的。槓鈴通常是可以透過增加或是減少槓片來調整重量，也有些是固定重量，無法做調整。標準奧運的槓鈴重為四十五磅（約二十公斤）。

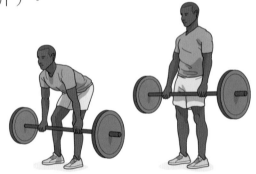

徒手訓練：利用自身的體重來進行訓練。

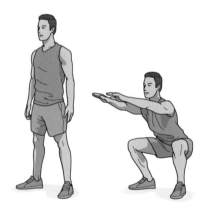

滑輪機：在健身房看到的大型健身機器，纜線的一端連接著重量，一端連接著手柄。

複合運動：由 1 組以上的肌群同時作用的運動模式，例如深蹲和臥推。

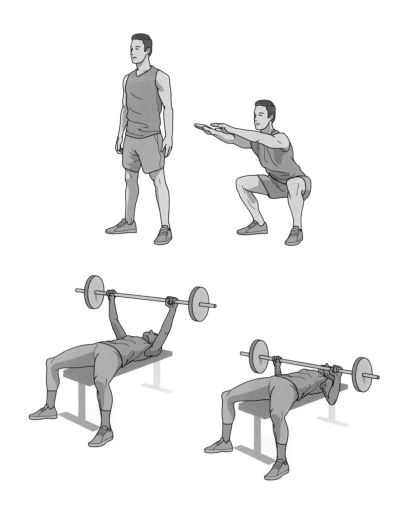

啞鈴：中間是短桿，兩邊有固定的重量片。我們可以說啞鈴是槓鈴的單臂版本，重量通常標明在啞鈴的側邊。

靈活度：關節的活動範圍，或是使用關節和肌肉的活動範圍能力。

頻率：人們講到頻率，大多表示下列三件事，一個項目每週的訓練頻率，或是肌群每週的訓練頻率，或是 1 組菜單每週的訓練頻率。

孤立訓練：只訓練單肌群，如二頭肌彎舉或大腿伸屈。

肌力：肌肉對抗阻力時所發出的最大力量。

菜單：意指訓練程序、時間表等的一個用詞。涵蓋一次完整訓練所進行的組數、次數及項目。

漸進式超負荷：在訓練的進程中，逐步是提高訓練重量。

正確姿勢：每個項目有其正確的姿勢，可以避免受傷、降低動作不標準的機會，並且能提高訓練效果。

關節活動範圍：某個關節或是身體部位，從起動位置至終點的範圍。全程指的是肌肉最長縮到最短，讓訓練的關節得到全範圍的活動。

恢復：身體回到運動前狀態的過程。

次數：一個動作上抬再回到初始位置的完整流程，稱為一個次數。如蹲下然後起立回到原始站姿，即是一個次數。

中間休息：每組之間的間隔，通常是一～三分鐘。

組數：指的是一個項目設定的連續重複次數。

力竭：持續做到姿勢再做就會不標準的狀態。

槓片：槓鈴上放置的圓形鑄鐵片，有不同重量，通常是一公斤、二點五公斤、五公斤、十公斤、十五公斤和二十公斤。

重訓基礎菜單

　　多數的初學者總是迫不急待想跳到進階版的訓練，其實，新手若是想獲得最佳的重訓效果，能夠有一套規劃良好的訓練菜單非常重要。我們會在 Part3 討論初學者的基本功，裡面會列出四週的詳細訓練菜單，讓各位都能按部就班，專心打好基礎。

　　一份設計良好的訓練菜單需包含下面列舉的基本元素：

重視暖身：我在初接觸重訓時老是想跳過暖身。暖身很重要，做好暖身可以讓身體有所準備，安全地完成當天的訓練。

堅持六十分鐘的訓練：每回合的訓練，從暖身、訓練到伸展操，林林總總加起來約一個鐘頭的時間。練太多或練太少都不恰當。

複合項目做開頭：以時間和效果的觀點來看，複合項目可以為我們帶來最大的效益。像是深蹲、硬舉、划船和臥推等，這些複合項目都需要用到多項肌群，強度最高，我們需要趁著一剛開始體力最佳時完成。

不連續兩天訓練同一部位的肌群：對於初學者而言，一週三天全身訓練是最理想的選擇，身體可以獲得充分的休息時間，你也不會有連續幾天訓練到同一塊肌群的問題。讓我們不厭其煩的再次重申，肌肉和肌力都不是在健身房練的，是練完之後給予身體足夠的修復，肌肉和肌力才會生成。

漸進式訓練：這是進步的關鍵因素！肌肉需要不斷地受到挑戰，如果老是重複相同的重量、相同的次數，肌肉要從哪獲得變強壯的動力呢？

伸展放鬆是必備：在訓練之後，要好好利用身體還在很溫暖的狀態做伸展，靜態拉伸可以增加肌肉的柔韌度。

主要肌群

　　以下是我們要訓練的重點肌群，我們先初步認識，之後會做更詳細的介紹。

腹肌與核心：人們一提到練腹肌，通常都會先想到仰臥起坐。這個項目的效果雖然不錯，但卻還有更能有效鍛鍊中段核心的運動項目，比方 p.84 的棒式。

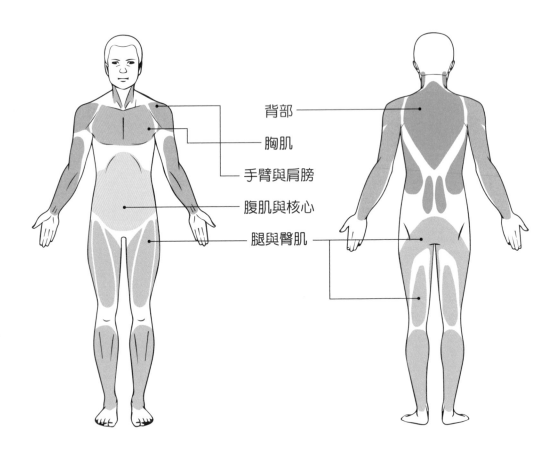

背部

胸肌

手臂與肩膀

腹肌與核心

腿與臀肌

手臂與肩膀：說到訓練這個部位，健身者總是著重在二頭肌，然而上臂也包括三頭肌，這是讓手臂更加壯碩的關鍵。人們有時會用「三角肌」來統稱肩膀的肌肉，三角肌其實是由三個肌束所組成，分別是前三角肌、中三角肌和後三角肌。

背部：我們可以利用下拉和划船來訓練背部肌群。

胸肌：臥推可以說是胸肌訓練的榜首項目，而我們可以看到其效果的確是不辱榜首之名。

腿與臀肌：人想要走動就需要用到大腿，不管是起身抱小孩、出門慢跑或開車，即使是站著不動，都得要大腿來平衡身體。因此，若能加強腿部與臀肌的力量，對日常生活會有很大的效益。

重訓與有氧運動

　　這兩項運動的比重取決於個人的需求，如果你當下的目標是減脂，那重訓搭配有氧可以效果加乘。把正式的有氧運動加到日常的訓練菜單中，像是使用跑步機、橢圓機、飛輪等健身器材，一次跑足二十～三十分鐘，或是步行健走等。拜現代科技所賜，運動記錄變得容易好上手，建議大家可以使用手機或是運動手錶上的應用程式來做追蹤。

　　若是你的目標是「增肌」，那麼有氧運動就不是必要項目。練重訓就能得到有氧運動對心血管健康的效益了。

重訓與營養

　　均衡的飲食，攝取大量的蔬果與補充足夠的水分絕對是最好的保健方法。在開始練重訓時，你要加強均衡營養的攝取，而不要只在卡路里上斤斤計較。

　　蛋白質可以說是建構與維持肌肉最重要的營養素，我建議每餐至少要攝取一份蛋白質。可以的話，要盡量選擇瘦肉和低脂乳製品。另外，脂質的攝取也不容忽視，我們要選擇身體所需的優質脂肪，像是鮭魚、綠葉蔬菜和堅果中的 omega-3 才能發揮良好的作用。儘可能邀免高脂加工食品和油炸食品。有一段時間，人們視碳水化合物為洪水猛獸，然而我們不能否定優質碳水對健康至關重要。另外，蔬果也是飲食中的必備要素，它能提供身體所需的營養成份和維生素。

　　要讓重訓獲得最大效果，訓練前後的餐點影響很大，需要在訓練前後的三十～九十分鐘之間進食。我建議餐點要含有蛋白質、碳水和脂質。可以利用右表項目來製作健康的餐點，像是二湯匙的花生醬加香蕉，再來一杯低脂牛奶，就是一份完整的餐點。或一杯低脂希臘優格加莓果和三十公克的堅果；也可將蛋、綠葉蔬菜和九十公克的雞肉一起煮，便營養滿分。再發揮一點創意，做一道鮪魚酪梨蓋飯，這些都是涵蓋三大營養素的美味佳肴，能給你滿滿的能量。趕著上健身房的話，也可以先吃水果和一把堅果，快速提高身體的能量。另外，最重要的是隨時補充水分。

蛋白質（20G）	碳水化合物（30G）	脂肪（15G）
全蛋：3 顆（也含在脂質的計算中）	燕麥片：1/2 杯	花生醬：2 湯匙
蛋清：5 顆	米：2/3 杯	杏仁：30 公克
雞胸肉：90 公克	米糕：3～4 片	核桃：30 公克
白肉魚：90 公克	馬鈴薯：180 公克	腰果：30 公克
鮭魚：90 克（也含在脂質的計算中）	中型蘋果：1 顆	種子：30 公克（如南瓜子、葵花子）
瘦紅肉：90 公克（脂肪多的話，也含在脂質的計算中）	中型柳橙：1 顆	酪梨：3/4 份
火雞肉：90 公克	莓果：2 杯	橄欖：120 公克
瘦豬肉：90 公克	中型香蕉：1 根	橄欖油：1 湯匙
低脂希臘優格：1 杯	紅蘿蔔：2 杯	蛋黃：3 顆
低脂茅屋乳酪：1 杯	綠花椰菜	鮭魚：180 公克
低脂牛奶：2.5 杯	小黃瓜	黑巧克力：40 公克
豆腐：180 公克	綜合綠葉沙拉	全脂牛奶：2 杯

CHAPTER 2
重訓場所和所需器材

在決定場所和器材之前，你需要先思考一下自己的需求。首先，你是想在家裡、去健身房還是找教練。你可以根據自己的喜好、預算，以及住家或工作位置來做考量。我們會依照這幾個方向進行優缺點的討論，幫助各位找到最適合自己的選項。

如何挑選重訓地點

居家健身

　　本書的訓練項目幾乎都可以在家裡或是健身房中進行。我在高中時，就在自家車庫設了一個家庭健身房。

　　在家裡訓練最大的好處就是方便，特別是爸媽沒空載我去健身房的時候。另外，居家訓練也很適合忙碌的人，讓你找不到沒時間出門的藉口，只是在家訓練也是缺點一堆。

　　最現實的層面就是添購設備的費用，光是基本設備可能就要花費一、兩萬元，想要設備齊全一些，三、四萬元也是正常。

　　你可以考慮二手器材，沒有必要上體育用品店購買新品。像是搜尋臉書的二手社團，會看到很多人為了升級設備而低價拋售舊設備。

　　另一個要面對的缺點是被家人打擾，孩子在旁邊吵鬧，電視聲很大等等都會讓你很難集中思緒訓練。你可能需要一個不受干擾的空間，或是先和家人溝通，請他們在這段時間讓你可以專心訓練。家裡如果有車庫、地下室或是客房等獨立空間當然是最好的。

空間不足的話，也可以在客廳做訓練，移開茶几、鋪上橡膠墊，馬上就能享有安全的行動健身房，橡膠墊或是軟地墊是必需品，既能保護設備，也不怕家裡的地板受到損壞。

最後，一定要注意安全，在家訓練沒有旁人幫忙，千萬不要做到超過力竭，感覺沒力了，就停下來休息。最好是在家裡有人時進行訓練，需要時就能呼叫家人來給予協助。

在你確認好健身空間後，便能添購設備，以下是我個人認為在家健身必需的基本器材：

深蹲架：可以讓你進行各種不同的項目，這應該是居家訓練中最大的支出，但添購這項設備絕對是物超所值。品質好的深蹲架可以使用很久。

槓鈴：是第二項必備品，市面上大多數都是三百磅的槓鈴組合，這在剛開始訓練時已經非常足夠。

最後你需要 1 組**可調整重訓椅**，加上**啞鈴**和**阻力帶**，這樣你的家庭健身房就準備好開幕了，這些器材足夠你使用很長一段時間。其他的設備，像是壺鈴、室內單槓、雙槓撐體架和有氧器材等等，都是可以逐步添購的配件。

健身房

在家訓練有其優點，然而大多數人還是會選擇上健身房，除了有各式各樣的設備，更棒的是能找到志同道合的健人，大家互相激勵、分享健身方法，都能讓健身更有效。

一開始去大型健身房時，可能會讓人感到焦慮，畢竟沒有人喜歡受到審視或是排擠。經驗是克服這種壓力的最佳途徑，多去幾次就能習慣成自然。只是要走進健身房大門的這一步，真的是困難度破表。我列出以下幾點，希望可以幫助各位解除壓力。

氛圍：選一個氣氛好的健身房，像是工作人員會不會跟你打招呼，回答問題的態度是否良好等，畢竟每週都要報到好幾次，沒人會想經常待在一個壓抑、負面的場所。

地點：最好就是離家或是離工作近，這樣才有動力出門，路途遙遠是放棄的最好理由。

價位：在美國，商業健身房的月費大約三十～六十美元之間，簽長一點的合約還可以享受折扣。

設備：確認好健身房裡是否有需要的器材，並且狀態要良好。盡量避免選擇亂象很多的健身房。也要算一下「主器材」的數量，以減少排隊的時間。健身房必備的器材如下：

> **槓鈴和啞鈴**：這是健身房一定會有的兩項器材，你要看的是這兩樣器材的狀態是否良好，槓鈴有沒有彎曲、生鏽的情況，啞鈴有沒有鬆散滑落。

滑輪電纜機：這兩者跟深蹲架一樣，運用項目廣泛，可以用來練捲腹、下拉、划船、夾胸、飛鳥等多種運動。

滑輪下拉機：這是健身房最受歡迎的設備之一，可練肱三頭肌下壓、面拉（Face Pull，或稱臉拉）等動作。

開放空間：除了齊全的設備，你還需要足夠的空間暖身、伸展、做弓箭步等。

深蹲架：這是健身房最通用的設備，功用很多，幾乎涵蓋所有的訓練項目。健身房最好有多臺深蹲架，才不會等到心煩氣躁。

健身器材使用禮儀

1.器材上的汗水要擦掉：用完設備，把上面的汗擦淨應該是健身房常識，然而很多人卻會故意視而不見，做完轉身就離開。健身房通常會提供擦拭毛巾，多一個貼心的舉動，就能為彼此留下乾淨的器材。

2.重訓器材要歸位：器材用完不收拾，隨意扔在地上，或是不把槓片放回架上，是健身房員工最討厭的一件事，而且還有可能造成其他人絆倒受傷。

3.遠離啞鈴架：有些人拿了啞鈴便原地練了起來，一點也沒有注意到自己擋了道，讓其他人無法方便拿取啞鈴。

4.給彼此一些空間：多留意一下身旁動靜，給他人足夠的空間走動，畢竟我們也不想被重物砸中！訓練時盡量不要交談，專心練才有確實效果，也能減少數錯次數的情況發生。

5.不要擋住鏡子：鏡子在健身房中有其神聖地位，每個人都希望看到自己訓練的樣子，肌肉的變化，儘可能不要站在鏡子前。

6.確認設備是否使用中：如果看起來有人在用，可以開口詢問，若有人在使用，也先禮貌問看看是否方便共享。

私人教練

　　如果你需要一對一的訓練，可以預約教練做個人化的指導。線上教學的費用相對較低，因此這些年來網課的發展迅速，唯一的缺點就是教練不能親手調整你的姿勢。此外，還能選擇小團體的課程，幾人一起鍛鍊可以提高動力、認識朋友，雖然價格仍舊高於自己上健身房，但仍不失為一項經濟實惠的選擇。有興趣的話，可以請健身房的工作人員幫你聯絡教練。私人教練通常會在健身房做教學，許多健身房甚至會提供新會員免費的私教課程或是更優惠的折扣。

　　上課是快速進步的好方法，不過我還是想強調在沒有私人教練的情況下，你依舊可以靠自己實現健身目標。我會建議你先自己練，一段時間後若有需要協助再找教練。

必需品和奢侈品

　　你不需要太多設備就可以開始練重訓，我把必備的設備列出來，其餘的看你自己是否想要加購。

必需品

可調整重訓椅：你可以用來練槓鈴臥推、啞鈴臥推、啞鈴滑船、啞鈴划船、板凳撐體，以及各種核心訓練。

槓鈴：想到重訓就會想到槓鈴，這是傳統健身項目的必備器材。你可以練下蹲、臥推、硬舉、划船和彎舉。

啞鈴：和槓鈴的功能類似，也是適用於多種項目，更可以用來練單手或是單腿。

阻力帶：價格便宜，不佔用太多空間，卻又能廣泛運用在各種練習，實在是物美價廉。

深蹲架：這是健身房中最重要的設備，也是居家訓練的起點，能運用的項目幾乎是無止境的。雖然自由重量（槓鈴和啞鈴）是最有效果的健身器材，但並不表示機器設備毫無用處，運用得當的話效果加乘。

　　自由重量和機械式器材之間最大的差別在於，機械大都是固定位置，不能移動，而且幾乎都只能往身體的方向動作。而自由重量可以往任何方向移動，在訓練的同時，你也需要啟動更多穩定肌群來控制重量。基於此點，選擇自由重量時，你需要更熟練技巧來作練習。

　　此外，你還需要慎選衣著，舒適透氣，讓你好活動的衣物是不可少的裝備，最好選擇可以讓你增加自信，覺得更加強壯的衣服。重訓時，最重要的是鞋子，要舒服又要適合重訓需求。慢跑鞋和籃球鞋都不適合，你需要一雙能夠穩定包覆的硬底鞋。市面上有許多專為重訓所設計的訓練鞋，剛開始可以選擇全能型健身鞋，便能應付各種入門的訓練。

奢侈品

　　這張清單可能會無止境的長，從基本的壺鈴到各式各樣運動器材都可以列在其中。如果預算充沛的話，下面幾項也是不錯的選擇：

筋膜滾筒：可以緩解緊繃的肌肉、提高血流量、幫助身體做修復。利用滾筒施加壓力來放鬆肌筋膜，達到自我按摩、保健的效果。

壺鈴：在我踏入健身業這十多年來，壺鈴越來越盛行，從很少見到躍身為健身寵兒，幾乎是健身房不可或缺的設備。壺鈴有很多用途，擺盪可以說是提高全身肌力與平衡感的最好模式，同時還可以改善心血管的耐受力。

雙槓訓練架：引體向上和雙槓臂屈伸（Dips）是增肌和提高肌力最有效的動作。

如何選擇適合的訓練重量

對於初學者來說，選擇適當的重量也是一門功課。這個問題沒有正確答案，你需要自己決定適合的起始重量。初學者最迫切的其實是學會正確訓練，剛開始可以選擇稍微輕一點的重量，把重點放在學習技巧。重量太大，會發生代償用到錯誤的肌肉，姿勢也可能變形。

一步一步來，先做正確，再逐步拉高訓練的重量，並且給自己設定足夠的組數，盡量接近力竭，也就是最後一次要做到幾乎無法維持的狀態。你要在完全力竭前停下來，因此，當你覺得再做一～三次就會不行的時候，便可以停止。

發生姿勢變形的話，表示重量超過你所能負荷。如果做完後覺得沒什麼挑戰性，那便是重量太輕，你可以依身體的反應持續做調整，直到挑選好適合自己的重量為止。

CHAPTER 3
安全第一

安全可以說是本書最重要的章節。因為如果發生運動傷害，輕者需要暫停訓練，拖慢訓練進度；嚴重的話，可能造成永久性傷害。我們會在本章深入討論暖身和練後伸展等防護要點，以減少任何可能受傷的機會。

暖身

　　不管你是急著想要開始重訓，還是為了節省時間，都不能跳過暖身。

　　溫暖活化的肌肉能大幅降低受傷的機率，也能提高運動表現，讓重訓達到事半功倍的效果。

　　暖身有兩種，基礎暖身和特定暖身。

基礎暖身：是為了提高身體的溫度，讓核心肌群溫暖起來。你可以做五分鐘的跳繩、在跑步機上快走或是騎腳踏車，這些都能讓身體微微出汗，進入運動狀態。

特定暖身：是要讓身體的神經準備好，去做等會兒要做的運動項目，每一種運動都有自己的暖身方式。我們會依照要練的項目來做暖身，下一章節會更深入介紹。

呼吸

呼吸對重訓來說有舉足輕重的地位，一般來說，我們會在往下時吸氣，往上時吐氣，在整個運動過程中切勿憋氣。

不過，有些複合項目是無法在動作的過程中呼吸，因此屏住呼吸反而是正確方式。用力時，先吸氣然後屏住呼吸可以讓肌肉發揮更大的力量，並且穩定核心，這樣做可以減少下背受傷的機率。

就像我們要抬起重物時，身體會本能地屏住呼吸，等到完全抬起後才會吐氣。這是我們在之後要重訓時所需要注意的地方。

正確的姿勢

學習正確的姿勢是重訓不可或缺的一環，姿勢正確，重訓才能有所成就。技巧正確讓你可以練到對的肌群，避免運動傷害，並且可以提高重訓的效能。

當你練不到想練的肌群，大多是姿勢有誤。

下面這兩點可以幫助你練對練好：

先輕後重：重量太重是姿勢會發生錯誤的最大因素，一定會先從輕重量開始，輕一點更能確保姿勢的正確，等到技巧純熟再提高訓練重量。

錄影檢視：重訓時，內心的感覺跟外表看起來可能會有出入，你可以錄影檢視自己的姿勢跟書中的範例圖是否相同。在全身鏡前面做也是檢視的方法之一。

收操伸展

在練完之後，你需要幾分鐘的伸展來放鬆身體。和緩的伸展可以降低心律，放鬆心情，練完之後最適合做和緩的拉筋動作。

因此在重訓時，肌肉會收縮變短，你需要伸展這些緊繃的肌群，同時也能增加這些部位的活動範圍。

在伸展的過程中，主要是靜態伸展，這跟我們從小在體育課做的伸展操相似。

坐著前彎，雙手往前摸腳趾頭是最經典的動作。我們會在下一章更詳細介紹這一區塊。

休息與修復

肌肉需要多少休息時間，依下列幾項因素做決定，包含運動量的多寡、運動的激烈程度、個人的睡眠習慣、營養攝取、重訓經驗，最主要的影響要素還包括個人基因。

另外，身體在初練重訓時還不習慣，我會建議把休息時間拉長。之前有說過，肌肉是在你走出健身房之後才開始生

長的，因此你要觀察身體的狀況，來決定休息時間。

　　肌群大約需要四十八～七十二個小時做修復。你若是做全身訓練的話，可以每隔一天進行重訓，每週最多三天是理想狀態。

常見重訓傷害與防止傷害方法

　　這是我從開始練重訓後最常聽到的運動傷害，在運動前讓我們先來看看如何做好預防。

腰痛：要防止這項最常見的運動傷害，首要條件是保持正確姿勢。下背痛的原因很多，久坐、運動量不足等都可能造成下背不適。幸好，多數的背痛可以靠著休息幾天就能自行修復，若是觀察了四～五天，仍舊沒有得到緩解，會建議你要找醫生確認一下原因。

肩痛：肩關節是由許多不同的小肌束所組成，加上球窩關節經常轉動的關係，這個部位很容易受傷。可以在你的重訓菜單中加入多項水平划船運動，讓肩膀更強壯有力，降低受傷的機率。

做太多像臥推這類的項目，會導致肌肉緊繃、姿勢不良與肌群失衡的問題發生，你需要添加像啞鈴划船這樣的項目來平衡。划船的運動要和推舉等量，甚至是兩倍。發生肩痛時，請務必找出引起疼痛的動作，改做其他通代項目。沒有哪一個動作是非做不可的，一定有其他項目可以取而代之。

膝痛：在下身運動中，發生姿勢不良時，最容易讓膝蓋發生問題。在你覺得膝蓋疼痛時，可以半蹲檢視膝蓋的位置，兩邊膝蓋要平行，不可往內彎。膝蓋疼痛通常是發炎了，可以先冰敷或是吃消炎藥。

自由重量的安全守則

　　健身房的自由重量區是最令初學者畏懼的區塊，畢竟要鼓起足夠的勇氣踏入健身房已經不簡單了，更遑論在沒有足夠健身基礎的狀況下，挑戰容易造成運動傷害的自由重量。在這裡提供幾點，希望能大家對自由重量有更多的認識：

使用卡扣：也稱為槓鈴夾，可以固定槓片，防止掉落。

請專業朋友或教練陪同指導：剛開始練習，可能會有不確定能承受多少重量的情況發生，當你無法安全地放在重量時，可以迅速有人協助你完成動作。像是臥推就很需要有人幫忙，沒有朋友陪同時，也可以請健身房的員工注意你一下。

取放時要特別小心：不是只有在鍛鍊時才會發生危險，當你在健身房的自由重量區，要隨時注意安全。我有一位客戶，因為從槓鈴上拿下槓片，沒有留意到是兩片放在一起，導致第二片掉落在他的腳趾上。

選擇合適重量：剛開始並不容易就能決定適合自己的重量。建議先從輕量練起，確定自己可以姿勢正確地完成所有的組數後再提高重量。你要詳實地記錄自己用什麼樣的重量，這樣下一次你就可以更從容地選擇適當的重量。

機械式重量的安全守則

　　雖然機械比自由重量安全許多，仍舊有一些事項需要注意，尤其是初學者更不可掉以輕心：

量身調整機械器材：大多數的器材都可以依據使用者的身量做調整，能夠調整到越適合自己越好，可以提高訓練效果，調整不恰當也是會造成傷害的。

遵守使用規則：有些人喜歡發明不同的練習方式，然而這樣做極有可能發生危險，還是建議要遵守機械的使用規則。

維持平衡：因為機械器材是固定在地面，不需要靠身體維持穩定，人們通常會加快動作的速度。速度一快就可能失去控制，還是建議安全為上，寧願慢一點，做好每個循環，才能安全又有效果。

注意自己的手和手指：基於安全考量，手腳要放在機械內側，雖然這聽起來很像是遊樂場的規定，在使用機械式器材時，還是相當重要的。請務必小心重量的移動地方，以減少受傷的機率。

PART 2
初學者的基礎訓練

我們將在本章中介紹重訓的基本項目，簡單好操作，讀完之後，每個人都能清楚瞭解鍛鍊內容。

在開始任何一個項目之前，請務必謹慎地研究正確的練習方法，確保自己可以安全的做鍛鍊，以從中獲得最好的效果。細節很重要，從一開始就做正確，是重訓能有所成的關鍵。你要留心這些微不足道的細節，像是手的抓握方法，腳的位置等等。

因為每個人的肢體比例和生物力學（biomechanics）都不一樣，所謂的正確對不同的人來說，都存在著些許的差異。可以先照著書中的方法來做，隨著訓練的次數增加，你會越來越有經驗，慢慢就能找到最適合自己的正確方法了。

CHAPTER 4
臀腿訓練

擁有強壯、靈活的臀腿對人生很有幫助，雙腿不利，處處不便。我們會先從臀腿開始講起，先做好基本功，再做進階練習。

在建構初學者菜單時：「少即是多」。不要列一堆超過身體所能負荷的項目或重量。臀腿是身體中的大肌肉，需要用力訓練才能有所成效。因此下身訓練通常需要付出更多的精力，比起上身，也更容易堆積疲勞感。別害怕，認真去練，這些挑戰都會讓你大大受益。本章列出來的項目會讓雙腿分別訓練。這些動作可以確保肌肉均衡發展，有助於提高身體的平衡與協調性。

深蹲 Air Squat

主要訓練肌肉為：股四頭肌、膕旁肌和臀肌。

深蹲是最基本的動作，可以加強深蹲的運動模式，還可以做為臀腿的暖身運動。身體有需要的話，可以多做幾次，像是天氣冷的時候，可以拉長暖身的練習，讓身體有足夠的熱度進入正式的訓練。

分解動作

1. 站姿，雙腳打開與肩同寬。
2. 彎曲膝蓋，臀部往後向下，像要坐在椅子上，持續向下直到臀部低於膝蓋的頂端。
3. 來到這裡時，便可以向上站起來。可以向前伸直雙臂以保持身體平衡。

動作要領

✅ 在進行深蹲時，要盡可能保持上身直立。

❌ 上身過於前傾或是前彎都是錯誤的姿勢。

小訣竅：深蹲時，將身體重心放在腳後跟，不要放在腳尖。

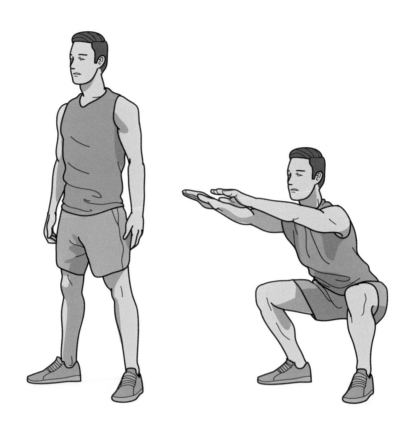

試試下面兩組變化式！

變化動作

箱上深蹲　有些人可能會覺得很難達到深蹲的位置，你可以找一個到小腿高度的箱子或凳子，坐在上面，讓你的膝蓋呈九十度角，感受這個動作，然後離開箱子，再做一次深蹲，讓身體就像剛才坐在箱子上的樣子。

暫停式深蹲　當你可以做好深蹲，並且想要加深這個動作的強度時，便可以嘗試暫停式深蹲。和深蹲的步驟都一樣，只是在臀部低於膝蓋頂端時，停在這裡一～二秒的時間，然後再恢復站姿。

啞鈴高腳杯式深蹲
Dumbbell Goblet Squat

主要訓練的肌肉為：股四頭肌、膕旁肌、臀大肌。

高腳杯深蹲很適合初學者做負重深蹲。這個動作如其名，就像雙手做出酒杯的形狀。高腳杯深蹲可以幫助上身保持直立往下做深蹲。

分解動作

1. 站姿，雙腳打開與肩同寬。托著啞鈴，貼在胸口前。
2. 像要坐在椅子的樣子，雙膝彎曲向下蹲，持續下蹲，直到臀部低於膝蓋的上方。
3. 完成之後，雙腳用力蹬地往上站起，回到起始動作。整個過程中，上身要維持直立，讓臂、腿和下背動作。

動作要領

✅ 最重要的是讓啞鈴貼著胸口，這可以讓上身在整個過程中都維持直立。

❌ 不可因啞鈴的重量而身體前傾。

小訣竅：下蹲時，膝蓋向兩側打開，腳掌要穩定地平貼在地面，以避免雙膝在訓練時重心不穩。

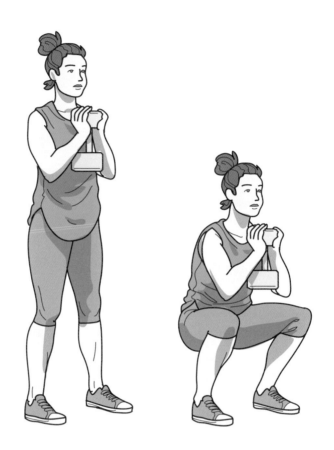

試試下面兩組變化式！

箱上高腳杯深蹲　如果高腳杯深蹲不好蹲低，你可以試著坐在箱子或是長凳上，支撐你的膝蓋，使其維持九十度角，直到你可以無需輔助、舒服下蹲為止。

槓鈴深蹲　當你習慣高腳杯深蹲之後，就可以挑戰做傳統的槓鈴深蹲。藉由增加負重，來提高訓練的強度。槓鈴深蹲的步驟和高腳杯一樣，只是將槓鈴放在肩膀的斜方肌上，斜方肌的位置在肩胛骨的上方。

槓鈴羅馬尼亞硬舉

Barbell Romanian Deadlift

主要訓練肌肉為：膕旁肌、臀大肌、背肌。

要將這個動作的重心放在臀部。羅馬尼亞硬舉與傳統硬舉不同，羅馬尼亞硬舉更注重膕旁肌的訓練。事實上，這是鍛鍊膕旁肌、臀大肌、背肌三大肌群的最佳選擇。第一次練完後，隔天後普遍上腿筋會非常酸痛。

分解動作

1. 將槓鈴放在架上，高度約在膝蓋上方。雙腳打開與肩同寬。

2. 掌心向下雙手握住槓杆，也可採用混合握法，也就是一手掌心向上，一手向下。這時繃緊核心膝蓋打直，將槓鈴從架上提起。向後走一步，來到起始位置。

3. 再次收緊核心，上身前彎，臀部向後，讓槓杆向下滑過大腿。整個過程，膝蓋都要保持微彎。

4. 當槓杆低於脛骨，臀部要往前，上身向後伸展，回到起始位置。

動作要領

✅ 槓杆要靠近身體，整個訓練過程都要沿著腿上下動作。

❌ 膝蓋不要過彎，微彎即可，並且保持臀部抬高。若是膝蓋無法微彎，那應該是重量太大。

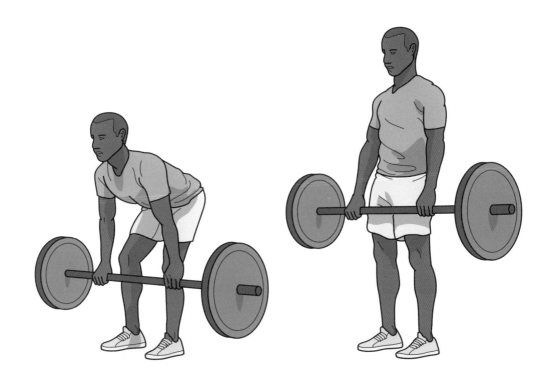

小訣竅：羅馬尼亞硬舉的重心在大腿後側的訓練，而不是你能舉起多少重量。

試試下面兩組變化式！

變化
動作

啞鈴羅馬尼亞硬舉　如無法用槓鈴把姿勢做正確，可改成啞鈴。

單腳羅馬尼硬舉　若是槓鈴羅馬尼亞對你而言太輕鬆，可以改用一對啞鈴，並且單腳站立，來做深蹲的訓練。

啞鈴上跨步 Dumbbell Step-Up

主要訓練肌肉為：股四頭肌、膕旁肌和臀大肌。

此項目非常適合用來鍛鍊肌肉和肌力，還能加強平衡感。你需要一個高約約三十～四十五公分的箱子，也可以使用一張穩固的長凳，只要腳放在箱子上時，膝蓋能彎成九十度就合用。

分解動作

1. 將啞鈴放在身體兩側，站在箱子前，腳和箱子的距離約三十公分。
2. 一腳平穩踩在箱子上。
3. 前腳站上去之後，身體保持直立，不前傾。再將後腳站上箱子。
4. 雙腳踩在箱子上，停留一秒後，回到地上。
5. 換邊，重複相同步驟。

動作要領

✅ 保持平衡很重要。可以選擇一個凝視點，目光保持專注，幫助身體平衡。

❌ 選擇大重量是一般人普遍的錯誤，在向上踩的時候，身體會不由自主的前傾，也會讓下背容易受傷。先從小重量開始，掌握動作的訣竅之後，再選擇最適合自己的重量。

> **小訣竅**：手心出汗握不住啞鈴的話，可以在掌心撒一些止滑粉，或是使用助握帶，都會有幫助。

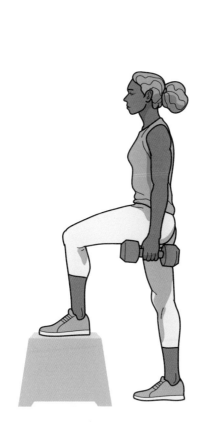 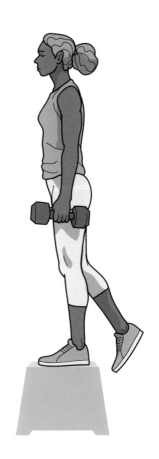

試試下面兩組變化式！

變化
動作

徒手訓練　對於初學者可以先從徒手訓練做起，不要拿啞鈴，依照同樣的步驟做，等到熟悉之後再拿啞鈴。

啞鈴弓箭步　沒有適當的箱子，也可以改做啞鈴弓箭步。兩手各拿一個啞鈴，右腳儘力向前跨一大步，在左膝蓋幾乎碰地的程度。回到站姿，換腳重複做。

啞鈴保加利亞式分腿蹲
Dumbbell Bulgarian Split Squat

主要訓練肌肉為：股四頭肌、膕旁肌和臀大肌。

這個項目很安全，特別是下背曾經受傷的人來說，可以用來替代「背蹲舉」。另外也可以考慮「啞鈴保加利亞分腿深蹲」來做下半身的單腿訓練。

分解動作

1. 兩手各握一個啞鈴，背對站在長凳前面。
2. 將單腳放到後面的凳子上。
3. 啟動核心，身體向下，直到後膝離地五公分的距離，或是前大腿和地面平行的狀態。
4. 伸展膝蓋和臀部，讓身體回到起始位置。全程保持上身直立。

動作要領

✅ 如果覺得動作怪異，上半身可以從腰處稍微前傾。

❌ 不要離凳子太遠或太近，你可以嘗試幾個距離，幫自己找一個合適的起始位置，這樣就能動作正確地完成訓練。離凳子太遠，很難保持上身挺立，也很容易拉傷臀部。站太近，前膝會過於前傾，做幾次之後會產生膝蓋疼痛的問題。因此要盡量找出適當的位置再開始訓練。

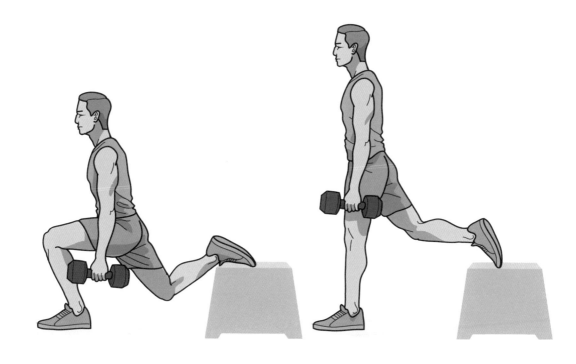

小訣竅：上健身房的話，可以找一臺臥式腿部彎舉訓練機，把後腿放在滾輪上。滾輪會稍微滾動，可以讓動作更好完成。

試試下面兩組變化式！

變化
動作

徒手保加利亞分腿蹲　這個動作很適合初學者，可以用來先熟悉正確的動作，之後再做負重練習。

槓鈴保加利亞分腿蹲　需要提高挑戰性的話，可以用槓鈴代替啞鈴。依照同樣的步驟，把槓鈴放在斜方肌上做負重練習。

啞鈴弓箭步 Dumbbell Lunge

主要訓練肌肉為：股四頭肌、膕旁肌和臀大肌。

啞鈴弓箭步是最受大家喜愛的下身訓練項目，因為既可以鍛鍊肌力，又能提高平衡感，也是我自己的重訓首選。

分解動作

1. 站姿，雙手放在身體兩側，一手拿一個啞鈴。

2. 向前跨一步，約六十公分，身體向下蹲，直到後膝觸碰到地板。身體要維持平衡，保持上身直立。

3. 前腳要用力，用力點在腳後跟，讓身體向上站起，回到站姿。

4. 同邊的腿向前跨步，重複相同的步驟，做好預設的次數後，換腿完成次數。

動作要領

✅ 後膝在每回合都要碰到地板，動作才算完整。

❌ 站太遠會難以保持身體的平衡，雙腿彎曲到底部的角度約九十度，這是最恰當的位置。

小訣竅：向前跨步時，雙腳要維持與臀同寬的距離。要注意自己不是在走鋼索，也就是說，前後腳不要踩在一直線上。

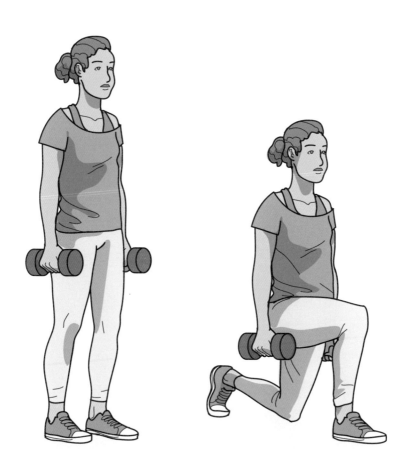

試試下面兩組變化式！

變化
動作

徒手弓箭步　若是覺得負重訓練有難度，可以先從徒手訓練做起。

槓鈴弓箭步　可以把啞鈴改成槓鈴，步驟和動作要領都是相同的，唯一差別在把槓鈴放在肩上。

開跨伸展 Hurdle Stretch

主要伸展肌肉為：股四頭肌、膕旁肌、臀肌、臀部、髖。

開跨的動作可以伸展緊繃的髖屈肌和膕旁肌，對於任何日常活動都有幫助。雖然是常用於暖身，但最好是在收操時做。把開跨放在運動結束後、肌肉很溫暖的時候進行，可以更好地伸展到這些肌群。

分解動作

1. 坐在地板上，一腳向外打開彎曲，和髖部呈四十五度。
2. 一腳向前伸直。
3. 上身盡可能向前彎，彎到自己能做到的極限，在這邊停留一下。

動作要領

✅ 每週伸展時，都要試著加深前彎的角度。

❌ 膝蓋稍微彎曲應該更容易前彎，但還要儘可能把腿伸直，也要盡量地前彎。

小訣竅：伸展時，要注意身體的感受，可以稍微有痛感，但不能做到很痛的程度，以免受傷。

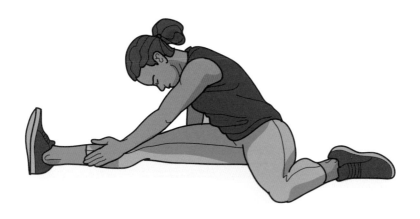

試試下面兩組變化式！

坐姿前彎伸展　有些人會覺得開跨伸展太不舒服，可以先從坐姿前彎開始練。先把兩腳往前打直，然後上身拉直向前彎。

沙發伸展　這是較為進階的伸展，起始動作和「啞鈴保加利亞式分腿蹲」一樣，唯一不同的是，後腳放在沙發，讓後膝著地。著地的後膝蓋要靠到沙發的邊緣。將臀部往前，遠離沙發。一邊伸展完後，換邊重複相同步驟。

CHAPTER 5
後背訓練

人們經常會忘了背肌的訓練，身體前後肌肉發展不均衡，其實是很大的問題！背肌強壯對日常生活作息很重要。有強壯的背肌讓你可以輕鬆拉著行李箱出差，移動傢俱變得容易許多，甚至每天出門帶狗散步都不再是苦差事。也能減少拉傷肌肉的機會。強壯的背肌可以讓肩膀維持良好的運作，背闊肌需要承受大部分拉動的力量，訓練背肌可以減少肩頸承受的壓力、支撐你的脊椎，讓你能夠站得更直，挺起胸膛，維持良好的姿勢。

　　背部三大重要肌肉，首先是背闊肌，它的作用在於將手臂拉向身體，以及讓手臂往後伸到後背部。經常游泳的人，大都有強壯的背闊肌。再來，就是負責穩定肩膀，讓你可以做出聳肩動作的斜方肌。除此之外，頭部的轉動也都要靠斜方肌的動作。第三大肌肉則是位於雙側肩胛骨中間的菱形肌，久坐的人大都沒有強壯的菱形肌。初學者一定要在訓練菜單中加入背肌的鍛鍊。

滑輪背闊肌下拉
Rope Lat Extension

主要訓練肌肉為：背闊肌。

如果你是在健身房做訓練，這個項目可以加快背肌暖身的速度。滑輪下拉幾乎全靠背闊肌的動作，不需要二頭肌出力太多，是最好訓練背闊肌的項目。

分解動作

1. 將一條繩索安裝在滑輪上，站在離器材約一公尺的距離。
2. 雙腳打開與肩同寬，面向器材，雙手在身體前方，握住握把，上身從髖部的地方稍微前傾。這是起始動作。
3. 手臂打直，雙手用力往大腿的方向下拉，直到雙手來到臀部前方才停止。
4. 控制速度，讓握把以穩定的速度回到起始動作。

動作要領

✅ 下拉時，手臂要近乎完全打直，鎖住手肘，來回動作時，要維持這個姿勢

❌ 這個項目不是用來訓練肱三頭肌，雖然動作看起來類似，但不要改變手肘的角度，雖然也會稍微練到肱三頭肌，但整個訓練重點還是會落在背闊肌。

> **小訣竅**：繩索放的位置應高於頭部。

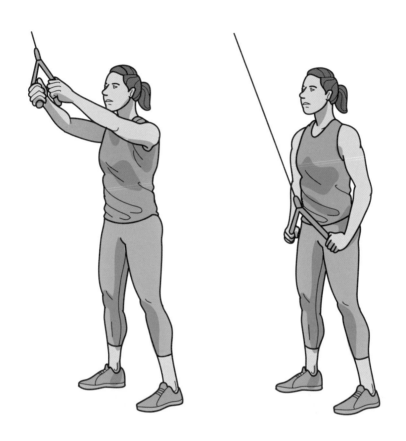

試試下面兩組變化式！

變化動作

直桿背闊肌下拉　改成直桿，減少運動範圍，會比繩索握把容易訓練。

單手背闊肌滑輪下拉　這是訓練背闊肌的進階選項，本質相同，只是改成單手。

滑輪下拉 Lat Pulldown

主要訓練肌肉為：背闊肌。

大多數的健身房都會設置多臺訓練背闊肌的器材，加上又是好入手的項目，因此健身房老手都會將背部訓練加入常規的菜單中。要依照正確的步驟進行訓練，才能打造出健壯的背肌。

分解動作

1. 面對機器坐著，雙腿踩地，雙手打開與肩同寬，握住頭部上方的握把。
2. 下拉時，稍微拱背，將握把往胸口拉。
3. 握把離身體五公分左右，就可以慢慢放回起始位置。

動作要領

✅ 動作要做完整，手臂要完全打直，拉到上胸部才能放回去。

❌ 不要過於往後傾，這不是划船。要讓軀幹儘可能保持直立，背部微拱。

> **小訣竅**：如果你覺得練到的是二頭肌，而背肌沒有正確用力的話，你可以嘗試「假握」，大拇指不要環握住杆子，想像你的手指是鉤子，用手肘的力量往下拉。

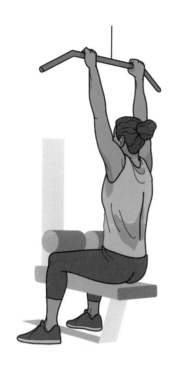
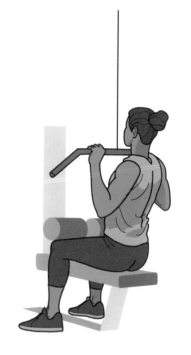

試試下面兩組變化式！

握法選項 雖然改變握法不會讓訓練變得容易，然而你可以嘗試不同的握法，找一個自己最舒服的方式。雙手改單手；窄握改寬握，或是正握改反握。

引體向上 這是一個極具挑戰性的動作模式。先打開雙手與肩同寬，正手握住單槓。伸直手臂後，雙腿離開地面。手肘往地面的方向拉，身體就會自然向上，讓下巴超過單槓後，身體往下，直到手臂回到伸直的姿勢。

* 居家訓練技巧：家裡有單槓的話，可以用來替代。

啞鈴划船 Dumbbell Row

主要訓練肌肉為：背闊肌、大圓肌、菱形肌。

你只需要啞鈴和長凳就能進行這個項目。啞鈴划船是一個很棒而且是全方位訓練的動作，可以鍛鍊上背部和背闊肌，同時還能讓下背部休息一下。因為是單邊進行，一手可以支撐在凳子上，這樣就不會給下背部施加太大的壓力。

分解動作

1. 掌心朝向身體，握住啞鈴。另外一手和膝蓋放在凳子上作支撐。
2. 背部挺直，將啞鈴往臀部的方向上拉，儘可能拉高。
3. 拉到最高的位置，轉動肩胛，把動作做完整。
4. 完成後換邊重複相同步驟。

動作要領

✅ 肩膀和軀幹呈九十度，像一個方形，只能移動手臂和肩膀。

❌ 人們常藉由扭動身體，以為這樣就是把動作做完整，然而身體動的太多，背闊肌反而會練不到位。

> **小訣竅**：務必要選擇適合自己的重量，並且整個過程要以平穩的速度進行。超過自己能負荷的重量，會導致其他肌肉做代償，反而練不到背肌。

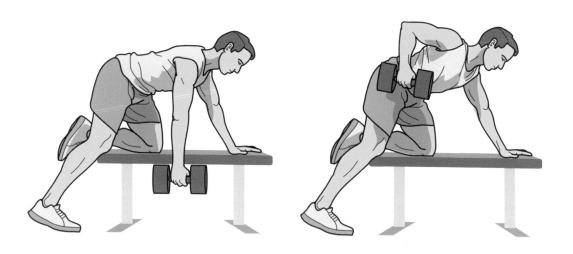

試試下面兩組變化式！

單臂坐姿滑輪划船 這樣項目一樣是單邊訓練，可以用來替代啞鈴划船。

分動式低位背部划船機 如果健身房有這臺機器，這會是很棒的單臂划船選項。

* 居家訓練技巧：如果有啞鈴，可用一張椅子代替長凳。

坐姿滑輪划船 Seated Cable Row

主要訓練肌肉為：背闊肌、大圓肌、菱形肌。

坐姿滑輪划船可以有多種變化，初學者可以選擇較低難度，輕鬆一點地完成訓練。進階者也可以提高難度，得到更好的訓練效果，因此這個項目一直深受重訓者的喜愛。大多數的健身房都會有這項設備，你可以嘗試不同的握法，找到自己最舒服的方式。

分解動作

1. 面對機器坐下來，腳放在腳墊上。
2. 依把手的樣式，選擇雙手正握，或是雙手對握（掌心相對）。
3. 抬頭挺胸，背脊打直，軀幹與地面垂直，膝蓋微彎，雙臂伸直向前。
4. 將握把朝身體的方向拉，來到腹部的地方便可回到步驟 3 的位置。

動作要領

✅ 把手拉到腹部時，可停留一秒，再放回起始位置。確認自己有啟動背肌，而不是靠動力完成。

❌ 不要拱背，脊柱要保持直立。有些人誤以為在回到步驟 3 的位置時要圓背，這樣可以加大動作的範圍，但這不是正確做法。

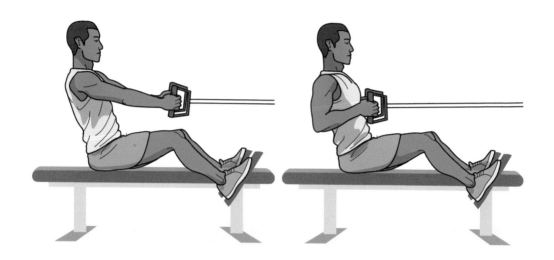

小訣竅：可以在坐墊上放啞鈴或是箱子來提高坐的位置，藉由不同的拉力角度來啟動肌肉。

試試下面兩組變化式！

變化
動作

寬握坐姿滑輪划船　此一項目和滑輪相似，可以變換不同的握把和握法，可以嘗試寬握、窄握、反手握法和雙手對握。各種方法都可以試試看，幫自己找一個最舒適的握法。

單臂坐姿滑輪划船　可以不定時地換成單臂練習，讓你更徹底地練到每一邊的背肌。

反式划船 Inverted Row

主要訓練肌肉為：背闊肌、大圓肌、菱形肌。

反式划船可以用來替代一般傳統的器材，或是滑輪、槓鈴和啞鈴滑船，很適合用來訓練上背肌，不過經常被人們低估它的效果。有下背疼痛問題的人，也可以改用反式滑船做訓練，減輕訓練時施加在下背的壓力。

分解動作

1. 將槓鈴放在深蹲架上，高度與腰部等齊。也可以使用史密斯機。
2. 採寬握，雙手握的位置比肩膀寬，仰躺在槓鈴下方。把身體打直，腳後跟踩在地板上，兩邊手臂完全伸直。這是起始動作。
3. 先彎曲手肘，將胸膛拉向槓把，肩胛骨往內夾緊。拉到最高位置時停下來，然後慢慢回到起始位置。
4. 重複相同步驟做訓練。

動作要領

✅ 動作要做完整。身體越接近桿把時，難度越高，你要拉到最高點，才能充分訓練到肌肉。整個上下的過程，身體都要打直。

❌ 臀部要用力，不可下沉。

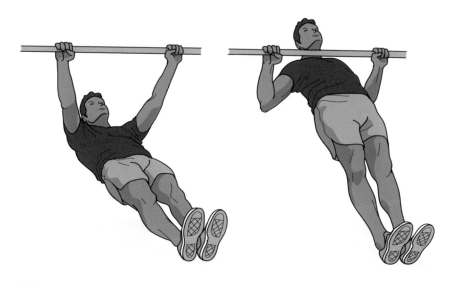

試試下面兩組變化式！

上斜俯身划船　上斜俯身划船可以說是最安全的背部鍛鍊動作之一，可以大幅減少下背部的壓力。將凳子調到四十五度角，俯身臥在凳子，腳掌心踩在地板。雙手各握一個啞鈴，掌心相對，肩胛骨向上，將手肘往天花板的方向帶，直到啞鈴來到肋骨的位置。然後雙手再穩穩地將啞鈴放回到起始位置。重複相同的步驟練完設定的次數。

抬腳反式划船　想要提高阻力的話，也可以將雙腳放到凳子上，增加動作難度。

* 居家訓練技巧：找一張非常穩固的桌子，躺在桌子下方的地板，雙腳伸直。雙手抓住桌子，把自己拉離地板，這樣也是一種替代方法。也可以將床單的角打一個結，將結扔到門板上的另一邊，把門關好，就能固定住床單。雙手抓住床單，身體向後傾斜，來到手臂打直的位置。手肘向後拉，直到胸口拉到手的位置。回到起始位置。重複相同的步驟練完設定的次數。

後背伸展訓練 Back Extension

主要訓練肌肉為：下背肌群。

下背部疼痛可能會對日常生活帶來許多不便，連彎腰抱小孩，或是在床上躺平都有問題。這個動作可以讓你安全地伸展下背肌群，先從徒手訓練開始，之後再逐步增加負重。

分解動作

1. 面朝下，躺在傾斜凳。腳踝放在滾輪墊下。髖部靠在支撐墊，這是起始動作。

2. 身體挺直，雙臂交叉放在胸口，上半身往地板的方向移動，停在最低點，不要超過（再下去會變成弓背的之前，就是最低點），背部肌群用力回到起始位置。

動作要領

✅ 在做下背訓練時，務必要保持穩定的速度。脖子要和脊椎成一直線，不要向後仰。

❌ 身體向上起身，回到正常打直的角度就好，不要向後彎動腰脊。這樣做除了會對下背部施加壓力，對肌肉訓練也不會有額外的幫助。

> **小訣竅：**動作時，手臂可以在胸前交叉，放在頭的後方，或是在身體兩側。可以自行選擇一個對你最舒服的位置。

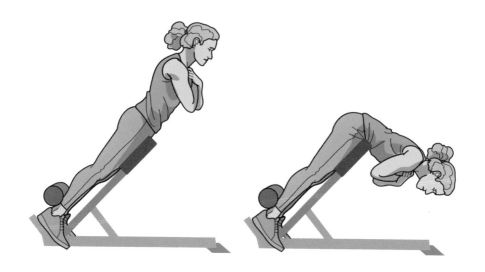

試試下面兩組變化式！

雙手盪壺　雙腳打開與肩同寬，膝蓋微彎，下背部微拱，手心向下，雙手握住壺鈴。臀部向後移動，直到壺鈴移到雙腿後面，這時臀肌用力夾緊，髖部向前，站起時順勢將壺鈴向前擺動，盪到肩膀的高度。然後臀部向後，膝蓋微彎，讓壺鈴回到起始位置。

俯臥直腿後擺機　如果你的健身房有這臺機器，不妨用來加強下背和膕旁肌。雙腳放在帶子，胸口平放在上方的墊子。雙手握住握把，臀大肌和膕旁肌用力，讓雙腿朝天花板的方向移動。伸到最高點就回到起始位置，在整個訓練過程中，雙腿都要伸直。重複相同的步驟練完設定的次數。

* 居家訓練技巧：面朝下，躺在地板上，手臂向前伸直，從腰部的地方開始，上半身抬高離開地面，保持下半身不動。然後上半身往下放，重複相同的步驟練完設定的次數。脖子和脊椎成一直線，不要拱背。

背肌伸展 Lat Stretch

主要伸展肌群為：背肌。

這項動作簡單好進行，除了伸展，還可以使用滾輪加強酸痛緊繃的部分。經常進行背部訓練，很容易因為肌肉緊繃而發生肩痛、姿勢不良和手臂無法舉過肩的問題。為了避免這些問題，我建議訓練完上半身之後，一定要伸展背肌。

分解動作

1. 面向固定的桿子，或支撐物站立。
2. 雙手握穩桿子，並與腰部同高。
3. 臀部向後，上半身向前彎，徹底伸展背肌。

動作要領

✅ 好好放鬆。伸展時，肌肉不要用力，很多人會因為酸痛而在伸展時收緊肌肉，這是錯誤的伸展方式。伸展時要放鬆肌肉，讓它們得到充分的伸展。

❌ 想像你的手變成鉤子，無法用力，只要能勾住桿子就好。這項動作是為了伸展背部，而不是用來訓練臂力的。

> **小訣竅**：臀部可以向兩邊移動，增加伸展的角度，讓肌肉可以做最大的伸展。

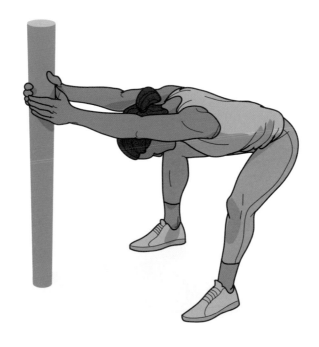

試試下面兩組變化式！

變化
動作

跪姿背肌伸展 跪姿會比站姿容易伸展，也是不錯的替代方式。
先讓雙膝跪地，雙手交握，放在身體前方的地板，肩膀向上放到
地板。放鬆肌肉，好好伸展。

滾輪 這是我最喜歡的自我按摩方式。先將滾輪放在腋下，用身
體施壓，緩慢地從又下滾到下背，酸痛的部分可以多花些時間加
強按摩。

CHAPTER 6
腹部與核心訓練

讓人夢寐以求的六塊肌的確很炫人眼目，強壯的核心除了好看之外，對我們的日常生活也有許許多多的好處。核心可以保護內臟，讓上下半身能夠協調合作，是整個身體的支撐系統。此外，雙腿的任何活動都需要核心的幫助，連坐在辦公桌前把背打平，或是彎下腰綁鞋帶，你都需要核心才能完成。強壯的核心可以幫助你在運動時，擁有更好的平衡感，整體的穩定性也會提高。換句話說，我們的生活品質與核心的強壯度息息相關。

　　如果你有腰痛的問題，就知道沒了核心，人真的會變得很脆弱，生活中的大小事都會在瞬間困難度破表。我們可以換個角度想，如果練好強壯的核心，反而可以避免下背受傷。

　　持續挑戰各部位的肌肉，肌力才會提高，變得更加強壯。腹部與核心不需要暖身或是伸展，因為在做其他的動作項目時就已經啟動核心了。

棒式 Plank

主要訓練肌肉為：腹肌。

動作做正確的話，棒式可以說是最安全的核心訓練項目之一，可以將棒式加入你的常規訓練菜單中。棒式是等長收縮的訓練，在動作過程中不會移動關節或是肌肉，而是要維持同一姿勢。因為身體靜止不動，很多人會誤以為這個項目過於簡單或是沒有太大的效果。我必須說要是這麼想，就太小看棒式了，它可是比看起來困難許多。此外，棒式除了可以提高核心力量，還能預防背痛的問題發生。

分解動作

1. 面朝地板躺下，用上手臂和腳尖抬起身體。手肘彎曲九十度放在肩膀正下方，手腕和手肘在一直線上。
2. 身體就位後，腹部用力，像是正準備有人要朝你肚子打一拳般收緊核心。臀部和大腿肌肉也要收縮出力，正常呼吸。
3. 過程中，身體要挺直，保持這個動作直到結束訓練。

動作要領

- ✅ 腹部要儘可能用力收緊，幫助維持正確的姿勢。

- ❌ 棒式要做正確，身體一定要挺直，即使累了也不能讓臀部下沉。

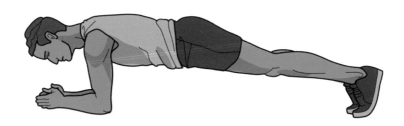

小訣竅：有些人會把注意力都放在身體，而忘了要正常呼吸。做棒式時，千萬不要憋氣，若是能專注在呼吸上，反而可以幫助你拉長做棒式的時間。

試試下面兩組變化式！

變化動作

跪姿棒式　一開始無法做好棒式時，可以做退一步練習。做雙膝著地的棒式，一步一步打造強健的核心肌群。

單腳棒式　覺得一般棒式太輕鬆，可以挑戰單腳抬起的棒式。將一雙腳稍微抬離地板，其餘步驟不變，可以加強鍛鍊核心的肌力。

負重下斜仰臥起坐

Weighted Decline Sit-Up

主要訓練肌肉為：腹肌。

有些人誤以為練腹肌，就是要選一個簡單的動作，反覆鍛鍊，六塊肌就會自動跳出來。其實肌肉的成長需要的是漸進式高阻力（high resistance），肌肉適應了目前的訓練，就要再提高挑戰難度，這樣才能幫助肌肉生長。在這個的條件下，負重下斜仰臥起坐就是一個很好的選擇，下斜的角度可以增加地心引力，比一般化臥起坐的難度高，再加上負重，就能大幅提高訓練難度。可以先從較輕的十磅開始練起，再逐漸加大負重。

分解動作

1. 先將雙腳固定在下斜的長凳，往後躺下來。雙手放在胸前，握穩槓片，這是起始位置。
2. 下背用力推向長凳，可以更大程度地啟動你的腹肌，將肩膀抬離長凳。
3. 身體坐直，手臂碰觸到膝蓋後，維持一秒的時間。
4. 完成後，以穩定的速度回到起始位置。

動作要領

✅ 這個項目是仰臥起坐，不是捲腹。要確實坐起來和躺回凳上。

❌ 不要靠動作的慣力來做訓練，躺回去時，記得要用腹肌來控制身體下降的速度，讓你的核心全程收緊，才能收到最大的鍛鍊效益。

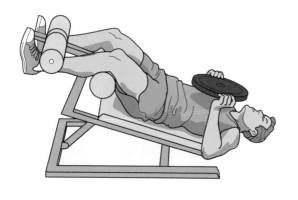
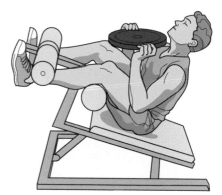

小訣竅：槓片要穩穩地握在胸前，不要滑到腰部。

試試下面兩組變化式！

仰臥起坐　若是下斜仰臥起坐一開始難度太高，可以從常規的仰臥起坐開始做起。隨著肌力漸增，再改做下斜加負重。

加大斜度或是增加重量　可以加大板凳下斜的角度，或是改用大重量的槓片，來提高這個項目的難度。

* **居家訓練技巧**：在家裡做仰臥起坐，可以握住幾本厚重的教科書，充當槓片的重量。

繩索滑輪捲腹 Rope Cable Crunch

主要訓練肌肉為：腹肌。

這是用來訓練上腹的經典動作，剛接觸滑輪捲腹可能會覺得有點難掌握竅門。練好這個項目的關鍵在於要把動作做確實，不要只是上下擺動身體。剛開始覺得練不到位是正常的，無需氣餒，只要持續練習，一旦你懂了箇中訣竅，這個項目能夠幫助你刻出完美腹肌曲線。

分解動作

1. 在滑輪機前呈跪姿。
2. 雙手握住繩索的兩端，拉到臉的旁邊。
3. 稍微收緊臀部，讓重量伸展到下背部，這是起始位置。
4. 臀肌收縮，腹部用力，從腰處下彎做捲腹。雙肘往大腿中間移動，整個過程腹肌都要保持收緊的狀態。
5. 到位後停留一秒，腹肌持續收緊，然後以穩定的速度回到起始位置。

動作要領

✅ 跪在墊子上，可以讓膝蓋更舒服。

❌ 重量的選擇是做好這個項目的關鍵，放太多重量，會產生代償的問題。因為腹肌拉不動，就會透過不同的肌肉或是角度，來協助完成動作，很容易因而練不到腹部核心。

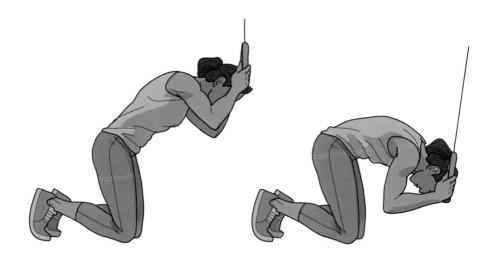

> **小訣竅：**這個項目可以採站姿或是跪姿，兩種版本都試試看，選擇自己喜歡的方式。

試試下面兩組變化式！

變化動作

徒手捲腹　捲腹是最基礎有效的腹肌訓練，不需要器材，在家裡就可以輕鬆進行。

捲腹機　健身房有這臺機器的話，很適合用來替代滑輪捲腹，讓你可以用到更大的重量和阻力。關鍵在於用腹部施力，不要靠手臂的力量。先把腳放在墊子下，雙手握住手柄，腹部用力，上半身捲向大腿。

單車式捲腹 Bicycle Crunch

主要訓練肌肉為：腹斜肌。

英國聯合運動委員會提出十三種訓練腹肌最有效的項目，「單車式捲腹」受評列於第一名，是為練腹肌的首選。這個項目可以練到整個核心，只要一個動作就可以訓練上腹、下腹和腹斜肌。你只要注意把動作做正確，速度放慢，就能從中獲得最大的效益。

分解動作

1. 平躺在地板上，下背平貼地面。雙手放在腦後，手肘向外打開。膝蓋呈九十度，雙腳平放地板，這是起始動作。
2. 肩膀抬到捲腹的位置，左膝往胸口帶的時候，右手肘同時往左膝拉近。動作過程中，著重感受在腹部的捲縮，速度不用快。
3. 回到起始位置。
4. 換另一側動作，這一次換左手肘碰到右膝蓋。
5. 雙腳交替在空中做蹬自行車動作，直到完成設定次數。

動作要領

✅ 整個上半身、肩膀要跟著轉動，不要只是動手肘。

❌ 踩腳時，臀部不能跟著動，而是要讓上身來出力。腿往前平伸時，要記得讓下背用力壓向地板，在整個訓練的過程中都要記得這個部分。

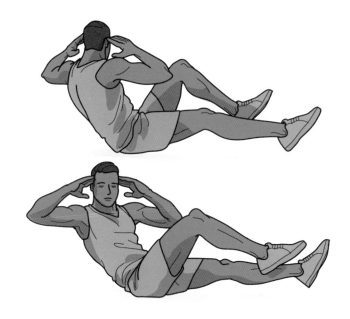

小訣竅：在做這個項目時，若感到脖子很緊，很可能是手拉到脖子。可以將手指輕輕地放在耳朵旁邊，就能解決這個問題。

試試下面兩組變化式！

捲腹　如果單車式捲腹難度太高，可以先從傳統的捲腹做起，等到習慣後，再進階到單車式捲腹。

啞鈴體側屈　改做啞鈴體側屈也可以練到腹斜肌。手握啞鈴，放在身體側邊，往旁邊彎曲，讓啞鈴往下來到膝蓋的高度。這時另一側的腹斜肌用力，將啞鈴帶回起始位置。整個過程中，手臂都要打直，練完單邊後，換邊。

懸體支撐 Hollow-Body Hold

主要訓練肌肉為：腹肌。

懸體支撐實際上做起來，比看起來困難許多。這是體操選手在一剛接觸體操時的必練動作之一。不僅可以鍛鍊腹肌，啟動全身的肌肉，更重要的是，不會造成任何下背疼痛的問題。

分解動作

1. 躺在地板，雙手平舉過頭，雙腳打直。

2. 腹部用力，感覺將肚臍往地板的方向下壓，四肢用力打平，手指和趾尖也要伸直。

3. 緩慢穩定抬起雙腿和肩膀，然後讓手臂和頭也離開地板。下背持續貼住地板。

4. 以這個姿勢維持一段時間，頭、肩膀、手臂、和腿都要懸在空中，然後再以穩定和緩的速度放回地板。

動作要領

✅ 這個動作需要多練幾次才能找到竅門，一旦你懂了，懸體支撐可說是鍛鍊腹肌的大神器。整個過程務必要讓下背緊貼地板。

❌ 這個項目要發揮功效，下背務必要緊貼地板。下背部和地板之間沒有任何空間是成效關鍵。

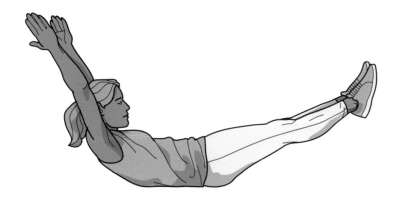

小訣竅：一開始先把手臂和大腿抬高一點，約離地板六十公分左右。鍛鍊一段時間後，肌力增大，就可以縮短四肢與地面的距離，增加訓練難度。

試試下面兩組變化式！

變化動作

仰臥抬腿　這個動作和懸體支撐很相似，不過只需要抬起雙腿。把頭部、肩膀和雙手都放在地板。背部一樣要用力下壓，讓雙腿離地面約十～十五公分，停留一段時間後，再穩穩地放回地板。

懸吊提腿　如果手邊有引體向上的撐桿，可以雙手握住握桿，雙腿抬起九十度做腹部的訓練。

滑輪抗旋轉 Cable Pallof Press

主要訓練肌肉為：腹斜肌。

這個動作乍看之下輕鬆簡單，你可能會想：作者把這個項目放在書裡，是在敷衍讀者嗎？別這樣想，你只要試一次，就會跟我一樣學到謙遜，因為眼見不一定為憑。

分解動作

1. 將握把裝到滑輪機，約在肩膀的高度。
2. 站側邊，與機器呈九十度，雙手握住握把。握把要在自己的身體前方，往側邊用力拉。
3. 往旁邊站一步，離滑輪一個手臂遠，將阻力放在滑輪上。
4. 雙腳打開與臀同寬，膝蓋微彎，將電纜拉到胸口中間，這是起始位置。
5. 將電纜向外推離胸口，手臂打直，過程要啟動和收緊核心。

動作要領

✅ 膝蓋彎曲，雙腳平穩站好，抬頭挺胸，肩膀向後打平，確認自己的姿勢有做正確。

❌ 這是一種抗旋轉的訓練，臀部和軀幹在整個過程中都不可以移動，要保持脊椎和髖部向前方直立。

> **小訣竅**：整個核心都要用力收緊。訓練時全身出力，這時候，如果有人不小心撞到你，你應該能夠不動如山。

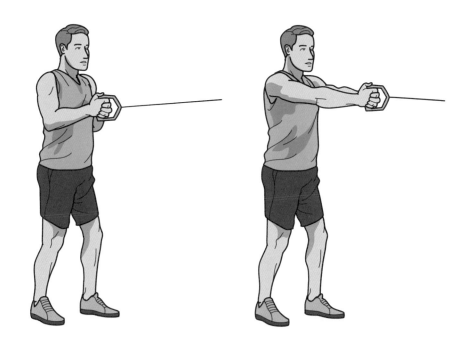

試試下面兩組變化式！

變化動作

阻力帶抗旋轉 　將一條細的阻力帶綁在固定的桿子上，隨時隨地都可以做訓練。

跪姿滑輪抗旋轉 　單腿半跪姿或是雙膝跪姿都可以增加這個項目的難度，肌力提升後，可以從站姿改成跪姿。

* **居家訓練技巧：**側棒式和抗旋轉練的是相同的肌群，居家訓練時可以改做側棒式。首先，側躺在地上，手臂平放在地板，手肘位於肩膀正下方。另一邊的手放在臀部。雙腿伸直成一直線，可以一腳前、一腳後增加穩定性，也可以上下疊放，提高難度。收緊核心，將臀部抬離地板，全身從頭到腳呈一直線。

平躺抬腿 Lying Leg Lift

主要訓練肌肉為：腹肌。

不知道你熟不熟悉平躺抬腿，不管是在健身課程練過，還是在網路影片看到。如果你有練過這個項目的話，大概會跟我一樣對平躺抬腿感到又愛又恨，效果好但腹部真的會很痠。我在高中靠自己亂練，也很常做這個動作，不需要任何器材，隨時隨地徒手就能打造強健的核心。

分解動作

1. 仰躺在地板，雙腿伸直。
2. 雙手靠著臀部、平放在地板，這是起始位置。
3. 雙腿儘可能打直，膝蓋微彎，然後鎖住。
4. 雙腿抬至九十度，身體成直角，收緊核心、停留一秒。
5. 慢慢放下雙腿，保持穩定速度，才能真正練到肌力。回到起始位置，再重複相同步驟，直到完成設定次數。

動作要領

✅ 可以把手放在下背部或是臀部下方，增加舒適度。

❌ 整個過程不能拱背，拱背會分散腹部用力的程度，降低訓練效益。

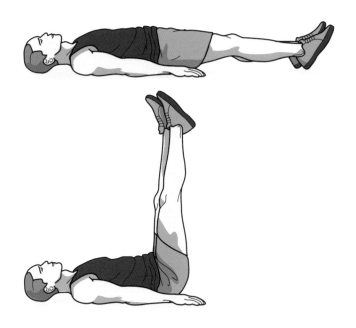

小訣竅：在雙腿抬到最高時，再加把勁，用力將臀部抬離地板，可以提高訓練難度。

試試下面兩組變化式！

變化動作

抬腿支撐 　將雙腿抬到離地約十五公分的位置，支撐一段時間後放回地上，這是較為簡單的版本。

長凳平躺抬腿 　使用長凳可以加大動作，提高訓練的難度，腿放下時，因為沒有地板可以停留休息，腹肌就需持續用力，直到結束。

CHAPTER 7
手臂和肩膀訓練

很多人練手臂和肩膀都是為想要打造出迷人的身體線條，女生想要練得跟美國歐巴馬夫人一樣結實又性感，男人則是希望二頭肌堅若磐石。除了外觀上的提升，加強手臂和肩膀還能讓日常大小事變得更加輕鬆，像是抱孩子、拿行李、抬重物等等，都需要有強壯的臂膀來幫助你完成任務。手臂和肩膀是身體的關鍵部位，加強訓練可以減少受傷的機會，還能提高身體的靈活度。

　　人們一講到肩膀和手臂訓練，最先想到的大都是如何鍛鍊二頭肌，但上手臂也包括後面的肱三頭肌。肱三頭肌其實是組成手臂的主要部位。在你動作時，二頭肌可以控制手肘和肩膀，三頭肌則是幫助你拉伸手臂和將手臂拉回，轉動前手臂也是要靠肱三頭肌的動作。

　　肩膀有三塊肌肉，即被統稱為三角肌的前三角肌、中三角肌和和後三角肌，它們各自有負責的功能，因此訓練時絕對要涵蓋到這整個區塊的肌群。

阻力帶伸展 Band Pull-Apart

主要訓練肌肉為：肩膀。

這個項目簡單而有效，雖然是作為暖身之用，卻能很好地增強肩膀與上背的肌群。啟動這些肌肉，可以改善身體的姿勢，做起臥推也更能不廢力。你需要買一條阻力帶，阻力帶價格不高，卻能運用到很多地方，很值得投資。

分解動作

1. 手臂在胸前伸直，雙手各握住阻力帶的一邊。
2. 雙手用力向兩側拉展，手臂要維持在打直的狀態。
3. 拉到阻力帶幾乎碰到胸口的位置，作到完全伸展。
4. 阻力帶拉到胸口時，停留一秒後再回到起始位置。

動作要領

✅ 手腕和手肘要伸直。

❌ 進行暖身項目時，速度要緩慢穩定，欲速則不達，也一定要做到手臂完全向兩側打開的最大範圍。

> **小訣竅**：阻力帶伸展很難一次做很久，如果你想要加強這個動作，可以在訓練結束後再多做幾組阻力帶伸展。

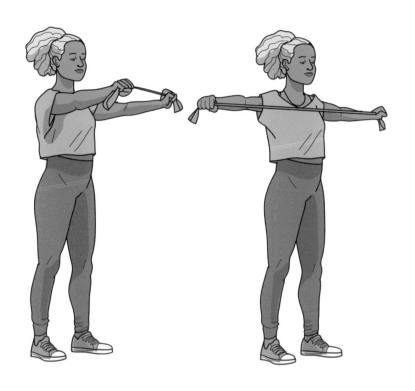

試試下面兩組變化式！

簡易版伸展 初學者可能會覺得以上的伸展對目前的體能來說有點難，不妨把難度降低一些。可以選擇阻力小的阻力帶，或是雙手握的地方往外移，讓中間有更大的長度。

挑戰版伸展 當體能提高時，難度也就可以隨之增加。選擇阻力較大的阻力帶，或是把阻力帶握短一點，就可以提高阻力。

坐姿啞鈴肩推舉
Seated Dumbbell Shoulder Press

主要訓練肌肉為：肩膀。

這個動作可以避免在訓練肩肌力的過程中，發生肌肉失衡或是發生不穩的問題。此外，訓練啞鈴肩推舉必須以坐姿進行，以減少下背部的壓力。

分解動作

1. 坐在有靠背的長凳。
2. 掌心向前、正手握，雙手各舉起一個啞鈴，差不多在肩膀的高度，這是起始位置。
3. 將啞鈴舉起過頭。
4. 手臂完全伸直時，停留一秒後，再回到起始位置。

動作要領

✅ 動作的範圍要維持在舒服的程度，如果將啞鈴舉到肩膀時對會感到疼痛，那就舉高一點到耳朵的位置。

❌ 有些人在訓練的過程中，會不知不覺地往後傾，但這會提高下背部受傷的機率，而且上胸肌群會進入代償的狀態，也就是說你練到的是胸肌而不是肩膀。

> **小訣竅**：有健身夥伴的話，請他們幫你拿著啞鈴，你的手放到起始位置再握啞鈴，可幫你把省下的力氣做更多次的肩推舉。

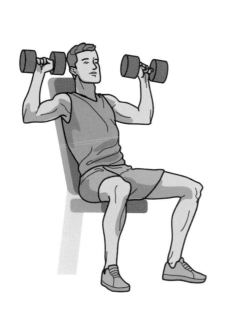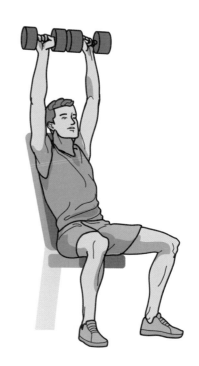

試試下面兩組變化式！

簡單版推舉　可從重量較小的啞鈴開始，給身體適應的時間。

單臂肩推舉　把啞鈴的重量提高或是換成單臂推舉，就能提高訓練難度。單臂肩推舉的步驟和雙臂相同，只是一次進行一邊。

*居家訓練技巧：如果家裡沒有啞鈴，可以改做上斜伏地挺身來鍛鍊肩膀。做法是雙手撐地，腳抬高放到箱子或是其它物品的上面。在這個姿勢撐一段時間，可以從十五～二十秒開始練起。

啞鈴側平舉 Dumbbell Side Raise

主要訓練肌肉為：側三角肌。

如果你覺得提起垃圾袋丟進垃圾車很費力的話，那你一定要練練啞鈴側平舉，最好是加入你的日常菜單。它可以很好地鍛鍊到肩膀的外側，加強側三角肌的力量。

分解動作

1. 雙腳打開與臀同寬，腰背打直，收肋骨。雙手各握一個啞鈴，這是起始位置。核心用力，像腹部要等著承受一拳的樣子，就能收進肋骨。
2. 抬起手臂到與地板平行。
3. 停留一秒在回到起始位置。

動作要領

✅ 在手臂上抬時，拳頭要稍微向前傾，有點像是要倒水的樣子。

❌ 聳肩是做側平舉時常見的錯誤。手臂上抬時，為了減輕壓力，人會不自覺的聳起肩膀，將重量轉移到斜方肌。要將肩膀往下收回、鎖住，把訓練目標放在手臂。

> **小訣竅：**上下動作的中心點要放在手肘，而不是手腕，這樣才能保持正確的手臂姿勢。

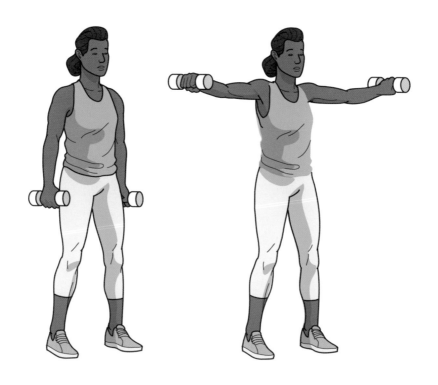

試試下面兩組變化式！

變化
動作

肩側舉機 想要掌握這個項目的竅門的話，也可以試試健身房的肩側舉機。首先，坐在機器的椅子上，將手肘放在機器的墊子或是滾筒的內側。雙手握住握把，三角肌用力，慢慢地將握把往外側上抬，直到與地板平行為止。整個過程中，雙腳要平踩在地板上，背部往椅子靠穩。回到起始位置，重複訓練。

坐姿啞鈴肩側舉 坐在長凳邊緣，以站姿相同的步驟做訓練。

*居家訓練技巧：在家自主訓練時，可將啞鈴改成阻力帶，雙腳踩在阻力帶中間，雙手各握住阻力帶的兩邊，以相同步驟做訓練。

Y-W-T 耐力撐 Y-W-T Isohold

主要訓練肌肉為：肩膀。

這個項目能夠很有效地鍛鍊肩膀和上背部，還能讓你的體態更挺拔，是我個人很喜歡的訓練。很多人因為工作，長時間彎腰久坐在電腦前，或是低頭看手機，都會導致圓肩向前的問題，這些都可以靠著 Y-W-T 耐力撐來改善肌肉無力，解決姿勢不良的問題。

分解動作

1. 面朝下、平趴在地板或是長凳上。

2. 收緊肩膀和背部肌群，手臂向上，胸口抬離凳子或地板，身體和手臂呈一個 Y 字，撐住一段時間。

3. 接著，把手和手肘往後彎，做一個英文的 W，胸口一樣離地，撐住一段時間。

4. 雙手往外橫向移動，胸口和手臂一樣不靠地板，做一個大 T，維持一段時間。

動作要領

✅ 在整個訓練過程中，盡可能抬高手臂。

❌ 胸口和手臂都需要離開地板，才能產生功效，靠在地板是沒有作用的。

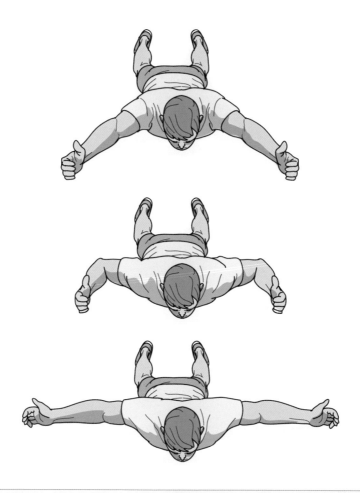

> **小訣竅：**在整個過程中，肩膀和背部都要用力收緊，盡最大的力量做訓練。

試試下面兩組變化式！

簡易版耐力撐　若是覺得撐三個動作太難，可以減少一個，做兩個動作的耐力撐後，就回到地板休息。

進階版耐力撐　肌力進步後，可以做負重練習，雙手舉適合的重量進行三個動作的耐力撐。

啞鈴錘式彎舉
Dumbbell Hammer Curl

主要訓練肌肉為：二頭肌。

之前應該有看到其他人做錘式彎舉，這個項目除了可以訓練二頭肌外，還能加強手的握力。讓你更加輕鬆完成需要手握的工作，像是一把提起沉重的超市袋。彎舉是練手臂很好的項目，二頭肌和肱肌都可以一起練到。肱肌位於二頭肌和三頭肌中間。

分解動作

1. 雙腳站立打開與肩同寬，身體挺直，掌心朝向身體，中立握法，雙手各拿一個啞鈴，手臂打直，這是起始位置。

2. 啞鈴保持以掌朝內的中立握法，彎曲手肘，將啞鈴往肩膀的方向舉。整個過程中，手肘要保持穩定，緊靠在身旁，不要往上抬。

3. 彎到最上方後，手肘向下，直到手臂完全打直。

動作要領

✅ 訓練過程中，雙手要用力握住啞鈴，以提升手握的力量。

❌ 如果啞鈴太重，容易讓手肘往前移或是往兩側打開。這樣重量就會從二頭肌轉移到肩膀。為了不讓手肘離開身側，你可以換輕一點的重量。

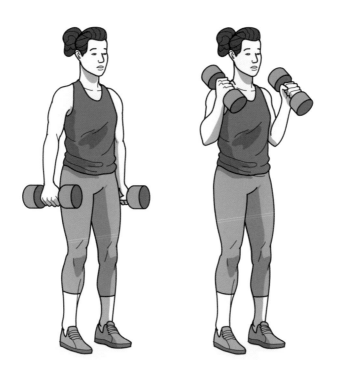

小訣竅：可以先單邊練，加強對手臂動作的精確度。

試試下面兩組變化式！

變化動作

槓鈴彎舉 如果啞鈴彎舉一開始太難，可以改成傳統的槓鈴彎舉。掌心向上，兩邊的掌心反手握住桿身，手肘彎曲，把重量舉到肩膀。

反向彎舉 想要挑戰進階版本，可以試試反向彎舉。將掌心向下，兩邊大姆指相對，手心向上、旋前握住槓鈴。將槓鈴抬到肩膀，來到掌心面朝前的位置。前手臂必須更加用力，才能完成這個項目。

板凳撐體 Bench Dip

主要訓練肌肉為：肱三頭肌。

這是最簡單也是最有效果的三頭肌訓練，也可以做為進入雙槓撐體（parallel bar dips）的準備。板凳撐體可以有很多變化式，你可以自行調整訓練的難度。

分解動作

1. 坐在板凳上，雙手抓住凳子的邊緣。臀部滑出凳外，腳往前伸，直到雙腿打直，膝蓋不彎曲為止。手和足踝撐住身體的重量，手臂打直，這是起始位置。

2. 彎曲手肘，讓身體慢慢往下，直到上手臂和地板平行為止，這時臀部應該只離地十公分左右。

3. 啟動三頭肌，抬起身體，回到起始位置。

動作要領

✅ 若是感到肩膀疼痛，要注意自己的動作範圍是否過大。

❌ 臀部盡量貼近板凳，不要離太遠，這可以幫助軀幹保持挺直。

小訣竅：訓練過程中，手肘都要儘可能保持在身體兩側。

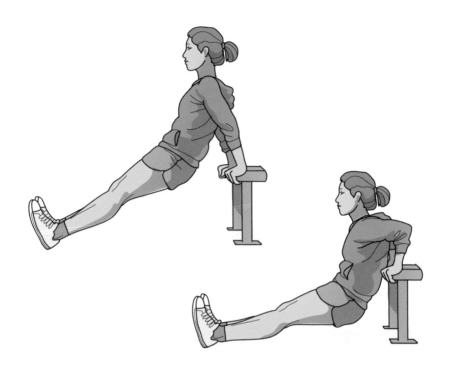

試試下面兩組變化式！

變化動作

三頭肌滑輪下拉　一開始若覺得板凳撐體有難度，可以改做簡單板的滑輪下拉。從輕重量開始做起，慢慢提高肌力，之後就能進階到板凳撐體了。雙手向下拉時，手肘一樣要靠在身體兩側。

抬腿板凳撐體　若是正常版的撐體太簡單，可以把原本放在地上的雙腳，改放到另一個板凳上。大腿上還可以再增加負重以提高挑戰性。

＊**居家訓練技巧**：這個項目很適合居家練習，把板凳改成固定的椅子，沙發或是高度適合的桌子，就能進行三頭肌訓練。

直臂懸吊 Dead Hang

主要訓練肌肉為：肩膀和前臂。

藉由這個放鬆的伸展動作，可以改善肩膀的靈活度，讓這個區塊更好活動，並且能提高雙手的握力，減輕脊柱的壓力。靠著地心引力，直臂懸吊可以伸展到整個肩胛部位。如果握力不足，可以讓腳稍微點地，減輕一點身體的重量和壓力。

分解動作

1. 雙手打開與肩同寬，正手握住頭上方的單槓。肩膀和身體要記得放鬆，特別是肩膀和下背的部位不要緊繃。
2. 手臂打直，整個放鬆吊著。

動作要領

✅ 健身房允許的話，可在掌心上止滑粉，提高握力。

❌ 肩膀放鬆，背闊肌不要用力，才能得到最大的伸展。想像你的身體拉長，盡量延展。

小訣竅：想要正握、反握或是中立握都可以，選一種對你的肩膀來說最舒服的位置。

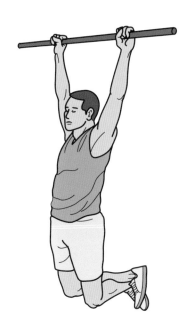

試試下面兩組變化式！

滑輪下拉　如果肌力較為不足或是肌肉太緊，做不了直臂懸體，可以改做滑輪下拉。雖然沒有重力的幫忙，但可以增加重量來獲得同樣的伸展。在動作的過程中，肩膀一樣要放鬆，讓身體得到最大的伸展。

單臂懸體　如果標準的雙臂懸體不夠力道，可以改做單邊，這需要強大的握力，但若是可以依這個方法訓練的話，可以大幅的提高肩部的穩定性。

＊**居家訓練技巧：**可以在門框上架設吊槓，每天早上先來做伸展，作為一天的開始，這能為你每日生活加分許多。

CHAPTER 8
胸部肌肉

專業的健美運動員很著重胸肌的鍛鍊，雖然外觀是一大原因，然而胸肌有力對日常生活有很大的好處。胸肌是上半身的大肌群，每天的活動都需要用到胸肌，不管是困難的搬抬重物，還是簡單的雙手抱胸；推門、洗頭，從地板上起身或是坐回地板等等，都需要胸肌的動作才能完成。

　　有時，女性朋友會誤以為胸肌鍛鍊是男性專屬的項目，其實姿態要優美，呼吸要順暢，還有肩膀和肩胛關節都需要強壯的胸肌作支持。胸肌有力還能減少身體受傷的機率，好處很多。

　　胸部的肌群有多個附著點，我們需要各種角度和不同的項目，才能得到完整有效率的訓練。光是調整板凳的角度，就能影響到肌肉受力的面積和鍛鍊的強度。像是將平躺臥推改成上斜臥推，能更加有效鍛鍊到上胸。

阻力帶擴胸伸展
Band Dislocation

主要訓練肌肉為：肩膀。

可以每天做這項伸展來放鬆肩膀。要開始胸部鍛鍊時，更需要做這項伸展來暖身以避免受傷。肩膀有得到充分的暖身，可以更放鬆、靈活。不做暖身就練胸，受傷是可以預見的事。

分解動作

1. 選一條阻力小的阻力帶，雙手置於身側各握住一邊，阻力帶位於身體前方。

2. 手往兩邊用力拉，讓雙手的距離比肩膀寬。

3. 手臂向上抬，超過頭部，往後伸展，帶到肩膀的後方。

4. 拉到身體可以的最大範圍，就回到起始位置。

動作要領

✅ 儘可能的啟動你的肩膀，在安全的狀況下，做最大範圍的動作。

❌ 整個過程阻力帶都要保持緊繃、有張力的狀態，不要讓阻力帶變鬆弛。

小訣竅：專注在伸展，動作放慢，就能獲得最好效果。

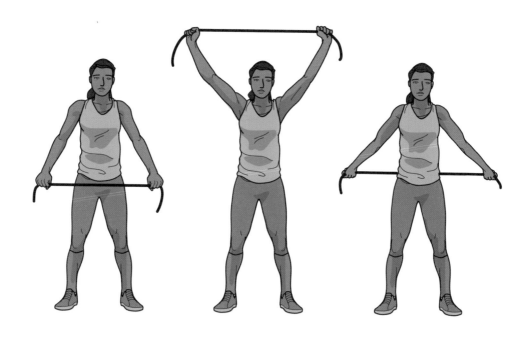

試試下面兩組變化式！

變化動作

手臂轉圈　若是剛開始覺得用阻力帶很難換位置，可以改成不用阻力帶，只要手臂放在同樣位置做轉圈的動作，也是能達到伸展的效果。

窄握阻力帶換位伸展　隨著肌力的提升，你可以調整自己握阻力帶的位置，讓中間短一些就可以增加張力，提高訓練難度。

＊居家訓練技巧：在家練習的話，改成掃帚柄或是一根塑膠管，就能做這項伸展動作。

伏地挺身 Push-Up

主要訓練肌肉為：胸肌。

這個項目可能會讓你練得很累，但伏地挺身有很好的練胸效果，值得你花時間練習。上身鍛鍊項目中，只有伏地挺身能讓肩膀或是肩胛骨保持自由移動。伏地挺身可以增強上身的力量，還能啟動核心，提高下背部肌力。女生的上半身肌力通常較弱，建議可以將伏地挺身加入你的常規練習。

分解動作

1. 面朝地板，雙手放在肩下，雙腳的前腳掌踩在地板，手臂打直、用力向上撐起身體。
2. 接著彎手肘，收緊核心，身體向下，直到快接觸到地板為止。
3. 手臂再次上撐，抬起上半身回到起始位置。

動作要領

✅ 手掌要用力撐地，增加肩膀的穩定性，可以減少受傷的機率，並且提高訓練效果。

❌ 整個訓練過程中，臀肌和腹肌都要收緊，身體打直，臀部不下垂或是碰到地板，要有意識的抬起臀部。抬不起來的話，可以在動作時，用力收縮臀肌。

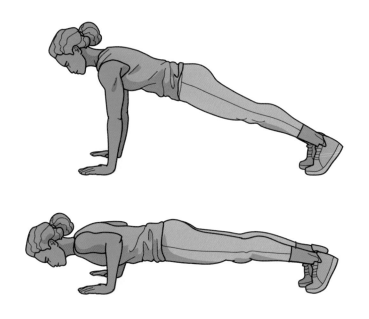

> **小訣竅：** 在胸口下放一本書或是瑜伽磚，給自己一個努力的目標，每次向下都要讓胸口碰到目標。

試試下面兩組變化式！

變化動作

手抬高式伏地挺身 剛開始若是很難撐起一個標準的伏地挺身，可以找一個半身高的位置，像是長凳或是深蹲架，作為手撐的位置，再慢慢地把位置往下調整。

負重伏地挺身 當標準的伏地挺身已經過於輕鬆時，那就穿上負重背心，或是請人幫你在背上放重量板，來提高訓練難度。

槓鈴臥推 Barbell Bench Press

主要訓練肌肉為：胸肌。

槓鈴臥推是我最喜歡的項目，使我從中獲益良多。臥推只要做正確安全性很高，是最好鍛鍊上身肌群的動作，可以促進肌肉生長，加速肌力的提升。與任何運動一樣，動作不正確都可能會發生危險。一定要花時間學習，把動作做到正確為止。但是要注意，重量過大時，一定要健身教練在旁邊。

分解動作

1. 平躺在長凳上，眼睛在桿身下方。

2. 在握桿身之前，拱背，兩邊的肩胛骨向中間收起，像是要夾起一根鉛筆。這樣可以幫助你舉起最大重量，同時也是最安全的姿勢。雙腿用力以幫助上背部壓回長凳。

3. 做好正確預備動作後，雙手打開比肩膀略寬握住杆身。

4. 將槓鈴從架上抬出，移到胸前，手臂完全打挺，這是起始位置。

5. 深呼吸，收緊核心，讓桿身向下碰觸到正胸口的位置。

6. 短暫停留後，將槓鈴推回，注意力集中，將桿身稍微向後，往架子的方向移動。

7. 回到起始位置之後，停留一秒，再開始下一回合。

8. 做完後將槓鈴放回架子。

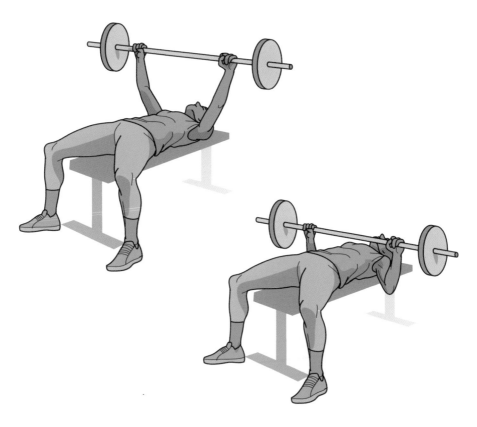

動作要領

....

✅ 向下時，動作務必維持穩定的速度，也許有人會用彈起的方式向上推，這會增加受傷的機會，同時也會降低胸肌的訓練。

❌ 你也可能常看到有人在動作的過程中，臀部從長凳抬起。這麼做會造成背部疼痛，削減訓練的效果。想像你將腳趾推到鞋子前方，能有助於臀部停留在長凳上。

> **小訣竅：**臥推很需要抓對身體的比例，例如手臂較長的人需要放寬捉握的位置。你可以多嘗試幾個不同的抓握位置，找到最適合自己的需求。

試試下面兩組變化式！

史密斯臥推　做臥推時，若是覺得難以平衡槓鈴，可以先用史密斯機來做鍛鍊。史密斯機有固定的槓鈴，以垂直的軌道上下移動，槓身是固定的，就不用再耗一個力氣來平衡槓鈴。

慢動作臥推　想要提高挑戰難度的話，可以讓槓鈴在來到胸口時，停留五秒鐘。

＊**居家訓練技巧：**伏地挺身是居家訓練時，替代臥推最好的項目。

上斜啞鈴臥推
Incline Dumbbell Bench Press

主要訓練肌肉為：胸肌。

這個角度可以將鍛鍊的重心移到上胸肌，來到靠近鎖骨的位置。讓兩邊的胸肌一起動作，避免有一邊發展不平衡。這是我最喜歡的臥推變化式，可以增加對肩膀訓練。將凳子調整到對你最適合的角度，可以的話，要小於四十五度。

分解動作

1. 坐在打平或是上斜的凳子邊緣，兩手各握一個啞鈴，放在膝蓋的上方。掌心相對。

2. 用膝蓋撐起啞鈴，一次舉起一邊的啞鈴，抬到肩膀的位置。

3. 轉動手腕，變成掌心朝前的位置，這是起始位置。

4. 舉起啞鈴，來到手臂完全打直的位置。

5. 舉到頂點時，再緩慢地將啞鈴放回起始位置。

動作要領

✅ 用啞鈴訓練的好處就是動作的範圍很大，不像槓鈴臥推有固定的終點，當然這也可能讓人縮短往上推的距離。因此要確定自己有推到最高點，但要小心別受傷。

❌ 拱背過頭的話，會減少施加在上胸的力道，就失去了訓練的意義。肩膀可以縮回，但不要過度拱起。

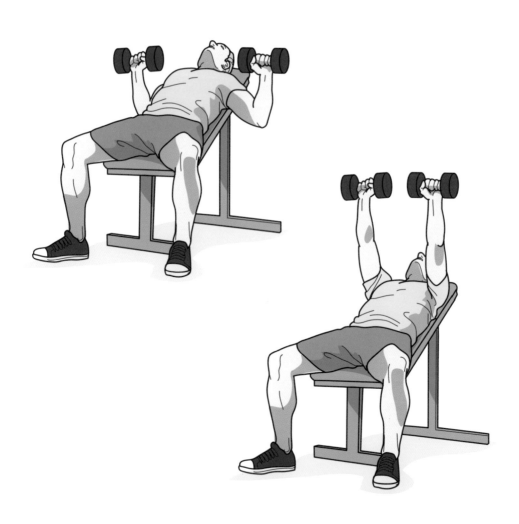

> **小訣竅：**如果覺得掌心相對往上抬比較舒服的話，也可以這樣做，並不一定要採掌心朝前的旋前握法。

試試下面兩組變化式！

變化
動作

上斜胸部推舉機　改用機器是較為輕鬆的練胸的方式，不用耗費額外的力氣來穩定啞鈴，你只需要調整好坐椅，坐下後就可以開始訓練。

吊環伏地挺身　健身房有體操吊環或是 TRX 懸吊設備的話，會是訓練伏地挺身的最好方法，也是啞鈴坐姿臥推的變化式。

* 居家訓練技巧：如果家裡有啞鈴，但是沒有臥推凳的話，可以躺在地板做鍛鍊。先平躺在地板，兩手各握一個啞鈴，往上抬舉。雖然動作的範圍受限，但仍舊有其訓練效果。

啞鈴仰臥拉舉 Dumbbell Pullover

主要訓練肌肉為：胸肌、背闊肌。

這是健身者會用來提高胸部肌肉量的項目，也就是練出阿諾體格的好方法。可惜近年來都不被看重，反倒是被一些偏向休閒重訓的項目給取代，使用啞鈴來練拉舉，除了可以打造厚實的胸肌，還能加強背闊肌和前鋸肌，也不會對手肘施加過多的壓力。

分解動作

1. 將啞鈴直立，放在容易拿取的凳子上。
2. 肩膀和上背部躺在長凳上，頭和臀部懸空，在凳子另一側的膝蓋彎曲，雙腳牢牢地踩在地板上。
3. 雙手合握啞鈴，掌心面向槓片。稍微彎曲手臂，將啞鈴提到胸前，手肘打直，這是起始位置。
4. 手臂以弧線的角度向後移動，直到你覺得很充分地伸展到胸部。
5. 到了這個點之後，以同樣的弧度將啞鈴帶回起始位置。

動作要領

✅ 利用啞鈴移到頭部後方的重量，在這裡好好地伸展胸口，感覺像是打開了肋骨。

❌ 手臂若是過於彎曲，練到的是三頭肌，而不是胸肌和背闊肌，來回都要保持相同的手臂角度。

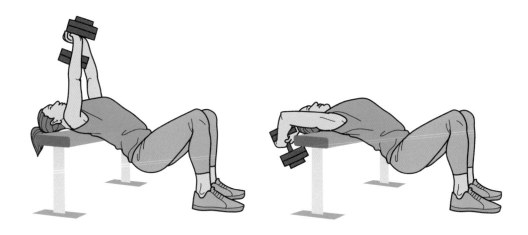

> **小訣竅：**在啞鈴上舉時，上胸肌用力收緊。

試試下面兩組變化式！

變化動作

拉舉機　若是啞鈴拉舉難度較高，剛好健身房有拉舉機的話，可以先從機器練起。只是用機器練的話，對前鋸肌的鍛鍊效用會比對胸肌大。

先調整座椅，讓手臂平放在墊子上。雙手向上握住桿身。手臂和手肘往墊子用力下壓，以穩定的速度抬起重量，拉到最高點之後，再慢慢放回起始位置。

W 槓拉舉　可將啞鈴改成 W 槓，以提高訓練重量增加挑戰性。

滑輪飛鳥 Cable Crossover Fly

主要訓練肌肉為：胸肌。

滑輪飛鳥和臥推的模式不同，但都能有效地鍛鍊到胸肌。從解剖學來看，胸部的肌肉纖維從胸骨以水平的方向延伸到肩膀。當啞鈴抬到頂端時，重力會從肌肉轉移到骨骼和關節上。而以滑輪飛鳥做訓練時，胸肌纖維束在每一回合都可以得到很好的伸展，整個運動範圍都可以得到等量的張力，讓肌肉獲得更大的訓練。

分解動作

1. 首先在滑輪機的兩側高位各放一個滑輪。

2. 站在滑輪的中間，雙手各握住一個滑輪，手臂用力拉向身體的前方，軀幹從腰部微微往前彎，雙腳打開，一腳前一腳後。以此做為起始位置。

3. 手肘微彎，手臂向外打開，直到你覺得有大幅度的伸展為止。

4. 伸展到最遠處之後，以同樣的弧度回到起始位置，讓重量下移。

5. 在起始位置停留一秒，重複相同的步驟做訓練。

動作要領

✔ 整個過程中都要鎖住手肘。

✘ 重量太大，會容易用下壓的方式做訓練，但你要的是以圓弧的角度做滑動。

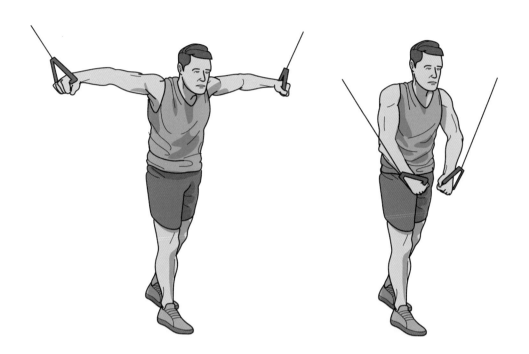

小訣竅：滑輪的位置會改變拉力的角度，也會帶來不一樣的效果。可以多嘗試不同的角度，來找到對自己最有利的位置。

試試下面兩組變化式！

坐姿飛鳥 如果健身房有胸肩飛鳥訓練機，效果和滑輪飛鳥差不多，但更容易掌握技巧。因為只需要沿著固定的方向移動機器。先調整坐位，坐下來後以飛行的模式將握把往中間帶。

啞鈴飛鳥 練一段時間後，想要提升訓練難度時，啞鈴飛鳥是一個不錯的選擇。先平躺在凳子上，掌心相對，雙手放在胸前各握一個啞鈴，然後手肘微彎，讓啞鈴往身體的兩側下放，直到胸大肌有拉伸感，再將啞鈴抬回胸前。

門框擴胸伸展

Doorway Chest Stretch

主要訓練肌肉為：胸肌。

我最喜歡這種可以隨時隨地進行的伸展動作，身體靈活度好才可以避免運動傷害，在收操時要充分伸展，可以打開緊繃的胸部和肩膀。利用隨處可得的門框，你就可以在練完上半身後好好的做伸展。

分解動作

1. 雙腳前後錯開，站在門邊，右手伸直，與地板成水平線，放在門框上。
2. 身體往前推，集中在右前側的胸肌伸展，在這邊停留一段時間。
3. 換左側伸展。

動作要領

✅ 移動手的高低位置，找到較為緊繃的胸肌後，在此停留多一點時間做伸展。

❌ 在這個伸展中，手臂不需要完全打直。手肘微彎可以伸展到更多。

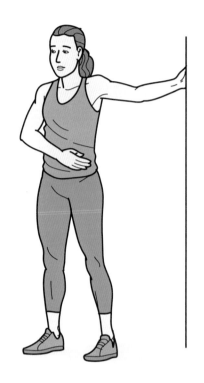

> **小訣竅：** 身體往外翻，可以增加伸展的範圍。

試試下面兩組變化式！

變化動作

手肘後拉胸肌伸展　這個伸展動作也可以充分拉展到胸肌。首先，十指互扣放在頭部後方。將手肘往後拉到耳朵後方，在這裡停留做伸展。

啞鈴負重伸展　負重可以增加伸展的範圍。雙手各握一個啞鈴，和啞鈴臥姿推舉一樣，讓啞鈴放在胸口兩側，雙手向下移動讓重量拉展肌肉。結束後，把啞鈴放回地板。

PART 3
四週整合訓練菜單

終於來到有趣的部分了！接下來要提供給大家的是一份完整的四週訓練菜單，每個星期練三次，就能讓各位展開正確的健身旅程。這份菜單包含暖身和收操動作，內容都是適合初學者好上手的項目。節奏的安排很剛好，不會一下子練太多讓身體吃不消。

你會看到這四週的課表是以漸進的方式安排。在第一週，每個項目做兩組，持續練到了第四週，每個項目要做三組。我會建議各位，詳細記錄每個項目的負重，可以參考後面的記錄方法。我們的目標就是要在姿勢正確的狀態下，逐漸提高每週的負重。

每日例行之暖身與收操伸展

每次訓練，我們都會採用相同的暖身與伸展。

基礎暖身

五分鐘的溫和有氧運動，像是走路、踩腳踏車、橢圓機等。

特定暖身

①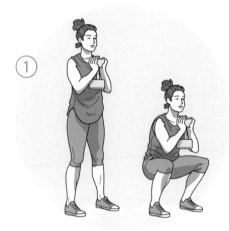

深蹲
（參照 p.52）

....

1 組 8 ～ 10 次，做 2 組。

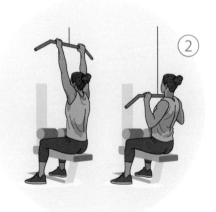 ②

滑輪背闊肌下拉
（參照 p.68）

....

1 組 8 ～ 10 次，做 2 組。

阻力帶伸展
（參照 p.100）

1 組 8 ～ 10 次，做 2 組。

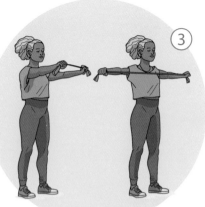

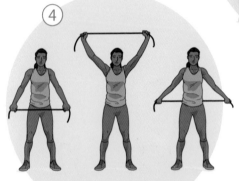

阻力帶擴胸伸展
（參照 p.116）

1 組 8 ～ 10 次，做 2 組。

收操伸展

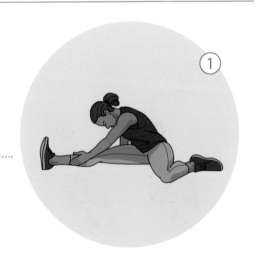

開跨伸展
（參照 p.64）

左右邊各做 2 組，
每組停留 15 ～ 20 秒。

背肌伸展
（參照 p.80）

左右邊各做 2 組，
每組停留 15 ～ 20 秒。

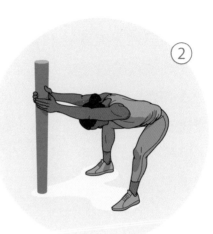

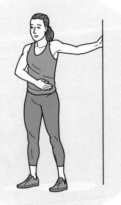

門框擴胸伸展
（參照 p.130）

左右邊各做 2 組，
每組停留 15 ～ 20 秒。

直臂懸吊
（參照 p.112）

左右邊各做 2 組，
每組停留 15 ～ 20 秒。

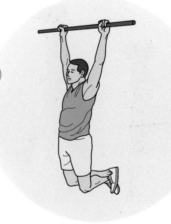

第一週

　　起步總是最難，不論你是選擇健身房或是居家鍛鍊，本週的訓練重點放在建立正確的習慣與養成穩定性。能夠完成三次的課表，就是一大里程碑的實現。我們要把每一項動作做確實，姿勢正確是要點。耐心踏穩第一步，不求快，也不求能舉多大的重量。我們會在接下來的週數中，逐步地拉高訓練的重量。

第一天

啞鈴高腳杯式深蹲
（參照 p.54）

2 組，每組各做 6 ～ 8 回。

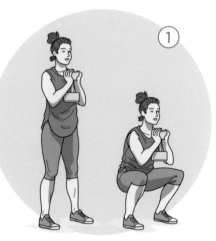

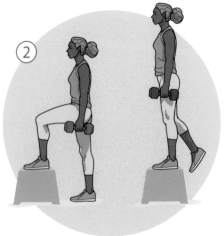

啞鈴上跨步
（參照 p.58）

2 組，每組各做 6 ～ 8 回。

單臂坐姿滑輪划船
（參照 p.73）

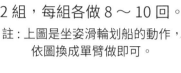
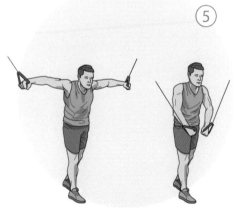

2 組，每組各做 8 〜 10 回。

註：上圖是坐姿滑輪划船的動作，
依圖換成單臂做即可。

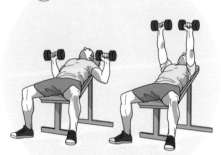

上斜啞鈴臥推（參照 p.123）

2 組，每組各做 8 〜 10 回。

滑輪飛鳥（參照 p.128）

2 組，每組各做 8 〜 10 回。

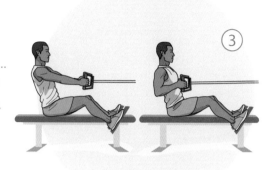

啞鈴錘式彎舉（參照 p.108）

2 組，每組各做 10 〜 12 回。

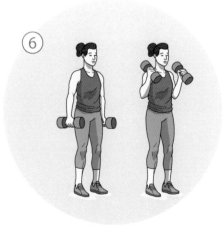

負重下斜仰臥起坐
（參照 p.86）

2 組，每組各做 10 ～ 12 回。

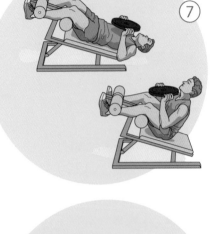

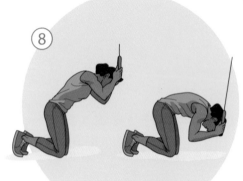

繩索滑輪捲腹
（參照 p.88）

2 組，每組各做 10 ～ 12 回。

小提醒： 要記得先做暖身，訓練完成後要放鬆伸展。

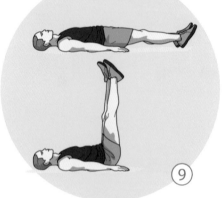

平躺抬腿
（參照 p.96）

2 組，每組各做 10 ～ 12 回。

第二天　休息日

　　每週會有四天的休息日，休息日對身心都有顯著的效益。健身是為了讓生活更加分，而不是接管你的人生，善用休息日，從事其他喜歡的嗜好或健身以外的活動。

第三天

　　休息了一天，肌肉可能還是處於非常痠痛的狀態，畢竟這對身體來說是全新的體驗，堅持下去情況會越來越好。今天練完可以泡熱水澡，緩和痠痛。

槓鈴臥推
（參照 p.120）

2 組，每組各做 6 ～ 8 回。

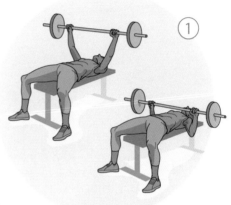

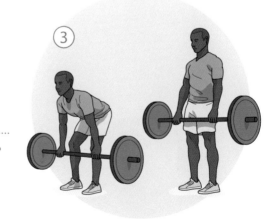

坐姿啞鈴肩推舉
（參照 p.102）

2 組，每組各做 6 ～ 8 回。

槓鈴羅馬尼亞硬舉
（參照 p.56）

2 組，每組各做 6 ～ 8 回。

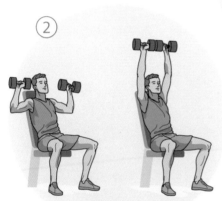

啞鈴弓箭步
（參照 p.62）

2 組，每組各做 8 ～ 10 回。

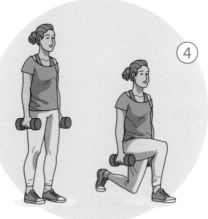

④

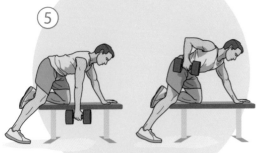

⑤

啞鈴划船
（參照 p.72）

2 組，每組各做 8 ～ 10 回。

Y-W-T 耐力撐
（參照 p.106）

3 個位置各停留 10 秒，做 2 組。

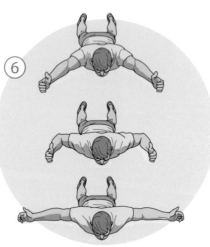

⑥

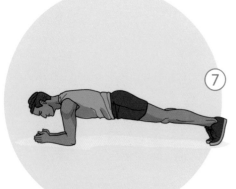

⑦

棒式
（參照 p.84）

1 組停留 30 秒，做 2 組。

單車式捲腹
（參照 p.90）

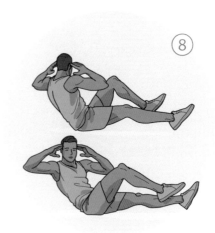

2 組，每組各做 10 ～ 12 回。

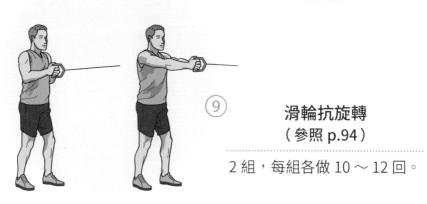

滑輪抗旋轉
（參照 p.94）

2 組，每組各做 10 ～ 12 回。

第四天　休息日

　　是不是覺得運動的感覺很好、身體線條變明顯，整個人活力滿滿。我個人在開始健身時，最喜歡的一件事，就是買新的運動服。就像開學的前一天，等不及要穿上新衣服上學一樣。合適的運動服不僅可以提高你上健身房的動力。

　　當你外表和心裡都覺得很棒時，更可以讓健身這件事延續得長長久久。

第五天

　　我們終於要完成第一週的三次鍛鍊。我總是會鼓勵來運動的學員，拿出意志力撐過第一週。

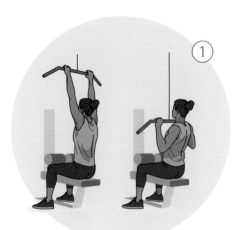

滑輪下拉
（參照 p.70）

2 組，每組各做 6 ～ 8 回。

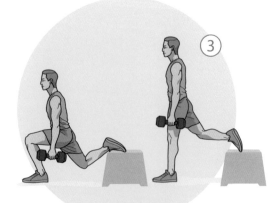

反式划船
（參照 p.76）

2 組，每組各做 6 ～ 8 回。

啞鈴保加利亞式分腿蹲
（參照 p.60）

2 組，每組各做 6 ～ 8 回。

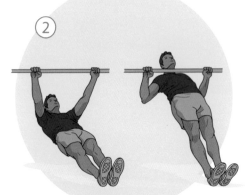

伏地挺身
（參照 p.118）

2 組，每組各做 8 ～ 10 回。

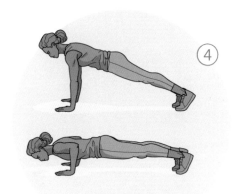

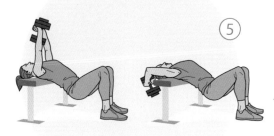

啞鈴仰臥拉舉
（參照 p.126）

2 組，每組各做 8 ～ 10 回。

啞鈴側平舉
（參照 p.104）

2 組，每組各做 8 ～ 10 回。

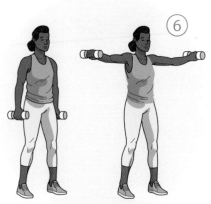

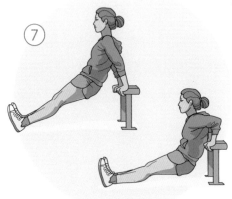

板凳撐體
（參照 p.110）

2 組，每組各做 8 ～ 10 回。

後背伸展訓練
（參照 p.78）

2 組，每組各做 10 ～ 12 回。

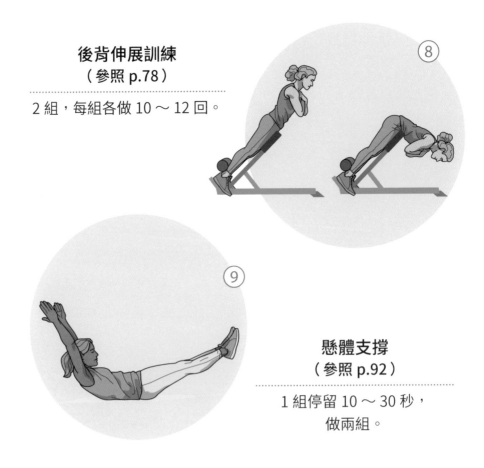

懸體支撐
（參照 p.92）

1 組停留 10 ～ 30 秒，
做兩組。

第六天、第七天　休息日

　　第一個週末是保持健身動力的關鍵！雖說這兩天是休息日，但還是要動一動。譬如說快走十分鐘，看自己最多能夠走多遠，或是到郊外騎自行車，享受自然的景色，呼吸新鮮空氣。除此之外，按摩、美容美甲保養或是找家人朋友做些有趣的事，都是很棒的選擇。

第二週

　　接續著上週的成果，繼續朝第二週邁進。在訓練前先看看上週你練的重量是多久，這週我們要增加五磅（約二公斤）。

小提醒：從這週開始，前 3 個項目都增加到 3 組，漸進式負荷訓練是健身進步的原則。

第一天

啞鈴高腳杯式深蹲
（參照 p.54）

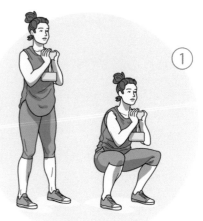

3 組，每組各做 6 ～ 8 回。

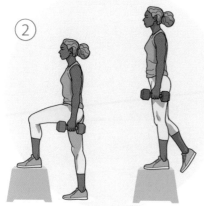

啞鈴上跨步
（參照 p.58）

3 組，每組各做 6 ～ 8 回。

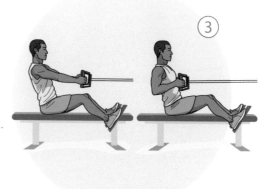

單臂坐姿滑輪划船
（參照 p.73）

3 組，每組各做 8 ～ 10 回。

註：上圖是坐姿滑輪划船的動作，
　　依圖換成單臂做即可。

上斜啞鈴臥推
（參照 p.123）

2 組，每組各做 8 ～ 10 回。

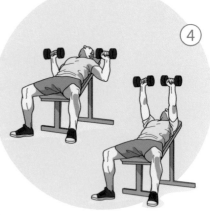

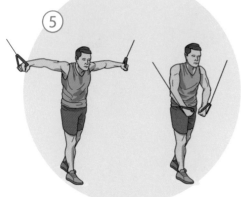

滑輪飛鳥
（參照 p.128）

2 組，每組各做 8 ～ 10 回。

啞鈴錘式彎舉
（參照 p.108）

2 組，每組各做 10 ～ 12 回。

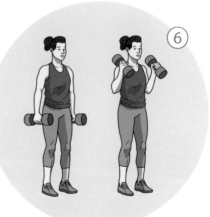

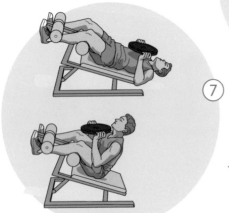

負重下斜仰臥起坐
（參照 p.86）

2 組，每組各做 10 ～ 12 回。

繩索滑輪捲腹
（參照 p.88）

2 組，每組各做 10 ～ 12 回。

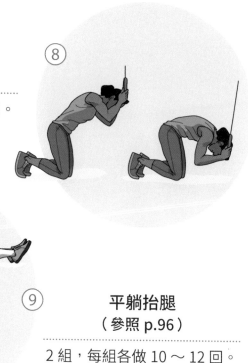

平躺抬腿
（參照 p.96）

2 組，每組各做 10 ～ 12 回。

小提醒：可以錄影檢查自己的姿勢，並且和書裡的圖片做比對，藉以確認自己的姿勢正確與否。

第二天　休息日

　　把握休息日，飲食可以提高重訓的成果，趁著今天到超市走一趟，採購健康的食物，可以參考寫在前面的餐點建議，不用挨餓又能加快健身功效。

第三天

　　如果有項目難易度不適合你，可改成「變化動作」裡推薦的替代項目。

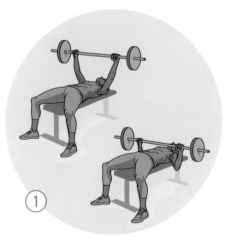

槓鈴臥推（參照 p.120）

3 組，每組各做 6 ～ 8 回。

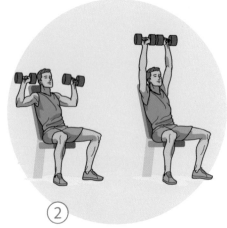

坐姿啞鈴肩推舉
（參照 p.102）

3 組，每組各做 6 ～ 8 回。

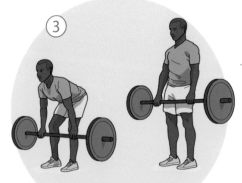

槓鈴羅馬尼亞硬舉
（參照 p.56）

3 組，每組各做 6 ～ 8 回。

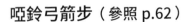

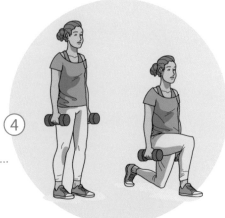

啞鈴弓箭步（參照 p.62）

2 組，每組各做 8 ～ 10 回。

啞鈴划船
（參照 p.72）

2 組，每組各做 8 ～ 10 回。

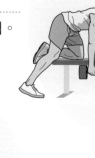

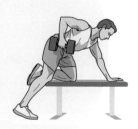

⑤

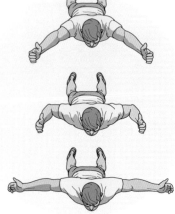

⑥
Y-W-T 耐力撐
（參照 p.106）

3 個位置各停留 10 秒，
做 2 組。

棒式
（參照 p.84）

1 組停留 30 秒，做 2 組。

⑦

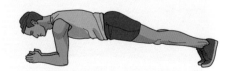

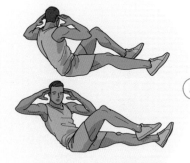

⑧
單車式捲腹
（參照 p.90）

2 組，每組各做 10 ～ 12 回。

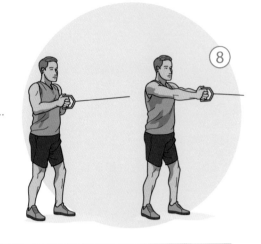

滑輪抗旋轉
（參照 p.94）

2 組，每組各做 10 ～ 12 回。

第四天　休息日

　　強健的體魄不是只有在健身房或是靠訓練菜單才能練成，休息日也是一個很好提升活力的時間。你可以設定走路計步器，追蹤自己每天的活動量，大多數的智慧型手機可以下載計步器或是記錄當日運動量的應用程式。一般來說，每天最好能走八千到一萬步。

第五天

　　來到第二週，你應該對訓練的內容熟悉許多，如果發生抽不出時間上健身房的情況，亦可以在家裡使用替代項目來補足你的訓練。

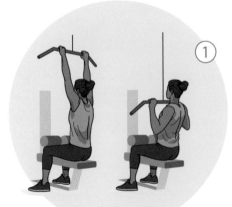

滑輪下拉
（參照 p.70）

3 組，每組各做 6 ～ 8 回。

反式划船
（參照 p.76）

3 組，每組各做 6 ～ 8 回。

②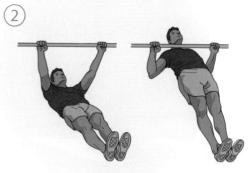

③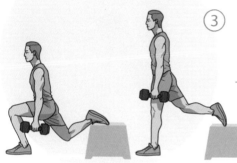

啞鈴保加利亞式分腿蹲
（參照 p.60）

3 組，每組各做 6 ～ 8 回。

伏地挺身
（參照 p.118）

2 組，每組各做 8 ～ 10 回。

④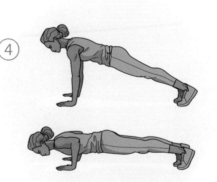

⑤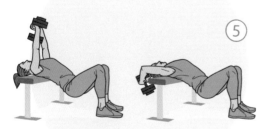

啞鈴仰臥拉舉
（參照 p.126）

2 組，每組各做 8 ～ 10 回。

啞鈴側平舉（參照 p.104）

2 組，每組各做 8 ～ 10 回。

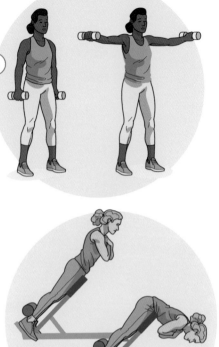

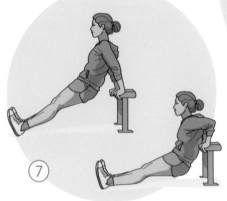

板凳撐體（參照 p.110）

2 組，每組各做 8 ～ 10 回。

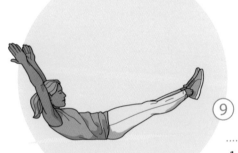

後背伸展（參照 p.78）

2 組，每組各做 10 ～ 12 回。

懸體支撐（參照 p.92）

1 組停留 10 ～ 30 秒，做 2 組。

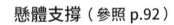

第六天、第七天　休息日

　　游泳對身體的衝擊小，適合在休息日進行。若是沒辦法選擇游泳，可以在住家附近找找看有沒有瑜伽、太極課程。

第三週

重訓對身體有很大的好處，但和所有的運動一樣，都要透過經常的練習，才能熟練其中的技巧，堅持過這關鍵的第三週，就更能在健身這條路上走得長長久久。

小提醒： 從這週開始，前 6 個項目都增加到 3 組。

第一天

啞鈴高腳杯深蹲是每週練習的開始，我們要把進步的重心放在這個項目，做得時候要專注，讓自己獲得最大的提升。

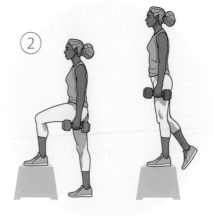

啞鈴高腳杯式深蹲
（參照 p.54）

3 組，每組各做 6 ～ 8 回。

啞鈴上跨步（參照 p.58）

3 組，每組各做 6 ～ 8 回。

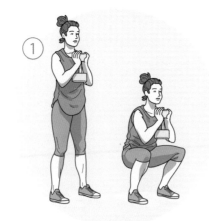

單臂坐姿滑輪划船
（參照 p.73）

3 組，每組各做 8 ～ 10 回。
註：上圖是坐姿滑輪划船的動作，
　　依圖換成單臂做即可。

上斜啞鈴臥推
（參照 p.123）

④

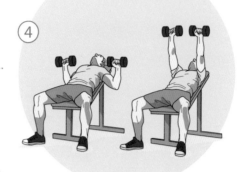

3 組，每組各做 8 ～ 10 回。

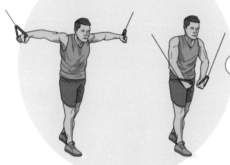

⑤

滑輪飛鳥
（參照 p.128）

3 組，每組各做 8 ～ 10 回。

啞鈴錘式彎舉
（參照 p.108）

3 組，每組各做 10 ～ 12 回。

⑥

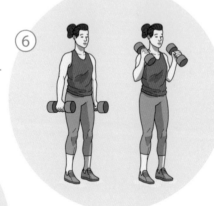

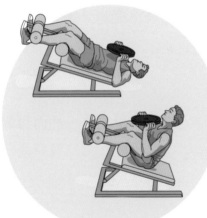

⑦

負重下斜仰臥起坐
（參照 p.86）

2 組，每組各做 10 ～ 12 回。

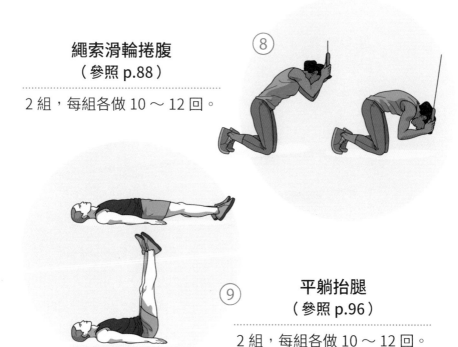

繩索滑輪捲腹
（參照 p.88）

2 組，每組各做 10 ～ 12 回。

⑧

⑨

平躺抬腿
（參照 p.96）

2 組，每組各做 10 ～ 12 回。

第二天　休息日

　　好好休息睡個午覺，額外的睡眠可以讓身體加速修復的速度。只需要十五～二十分鐘小睡一下。睡不著也可以到附近的公園走走，在這二十分鐘不要滑手機，就只是放空。

第三天

　　我們很容易被他人或是社群上的聲音所左右，然而每個人對重訓的心態都不一樣，你要對自己有信心，只要專注在自己進步的速度，一週一週的向前推進，這才是最重要的。

槓鈴臥推

（參照 p.120）

3 組，每組各做 6 ～ 8 回。

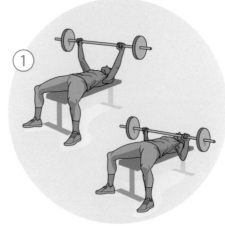

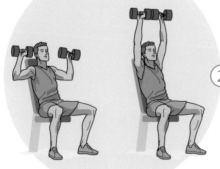

坐姿啞鈴肩推舉

（參照 p.102）

3 組，每組各做 6 ～ 8 回。

槓鈴羅馬尼亞硬舉

（參照 p.56）

3 組，每組各做 6 ～ 8 回。

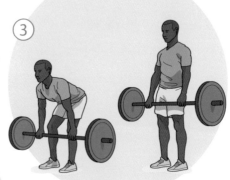

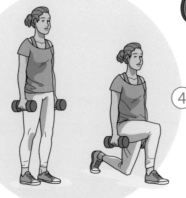

啞鈴弓箭步

（參照 p.62）

3 組，每組各做 8 ～ 10 回。

啞鈴划船
（參照 p.72）

⑤

2 組，每組各做 8 ～ 10 回。

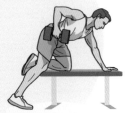

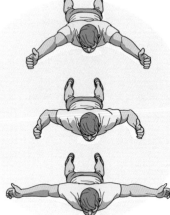

⑥

Y-W-T 耐力撐
（參照 p.106）

3 個位置各停留 10 秒，
做 2 組。

棒式
（參照 p.84）

⑦

1 組停留 30 秒，做 2 組。

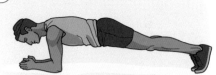

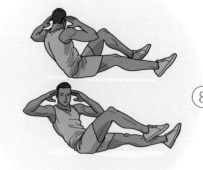

⑧

單車式捲腹
（參照 p.90）

2 組，每組各做 10 ～ 12 回。

滑輪抗旋轉
（參照 p.94）

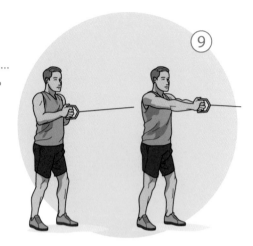

2 組，每組各做 10 ～ 12 回。

第四天　休息日

　　如果上週你有參加瑜伽課，今天可以再上一次同樣的課程，或是嘗試不同類型的瑜伽。瑜伽有很多選擇，從靜態修復的陰瑜伽到活力四射的熱瑜伽，也許你會在這麼多的選擇中找到你喜歡的類型。

第五天

　　今天如果覺得精神飽滿，那不妨給自己一點壓力，更努力訓練。若是剛好身體沒什麼力氣，那就完成上週的進度就好。因為每週的狀態都不同是很正常的，營養、睡眠、壓力或是其他生活因素都會影響我們在健身房中的表現。

滑輪下拉
（參照 p.70）

3 組，每組各做 6 ～ 8 回。

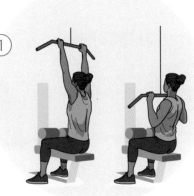

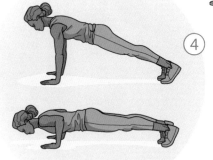

反式划船
（參照 p.76）

3 組，每組各做 6 ～ 8 回。

啞鈴保加利亞式分腿蹲
（參照 p.60）

3 組，每組各做 6 ～ 8 回。

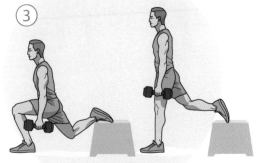

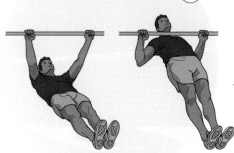

伏地挺身
（參照 p.118）

3 組，每組各做 8 ～ 10 回。

啞鈴仰臥拉舉
（參照 p.126）

3 組，每組各做 8 ～ 10 回。

⑤

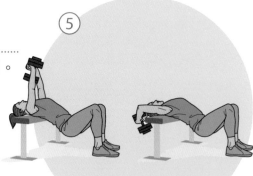

⑥

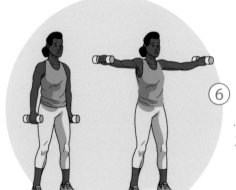

啞鈴側平舉
（參照 p.104）

3 組，每組各做 8 ～ 10 回。

板凳撐體
（參照 p.110）

3 組，每組各做 8 ～ 10 回。

⑦

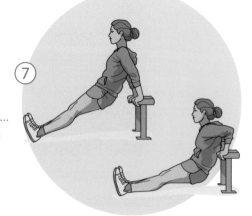

後背伸展
（參照 p.78）

2 組，每組各做 10 ～ 12 回。

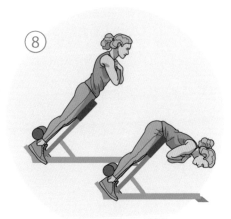

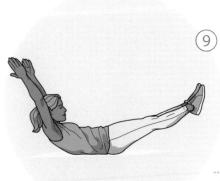

懸體支撐
（參照 p.92）

1 組停留 10 ～ 30 秒，做 2 組。

第六天、第七天　休息日

　　可以在今天抽點時間，從這三週的記錄中分析你的進步情況，為訓練做個總結。誠實地檢視一下自己的成績，可以找方法、找朋友、找教練一起解決問題，來提高自己訓練的動力，為第四週重新聚焦做修正。

第四週

　　雖然這是四週訓練課表的結束，卻是健身旅程的開始，我的目標是帶著你走過這四週，為你打好一輩子健身重訓的基礎。

小提醒：從這週開始，每個項目都增加到 3 組。

第一天

　　隨著組數增加訓練時間也會拉長，需事先規劃時間。

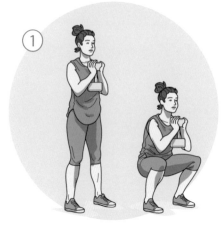

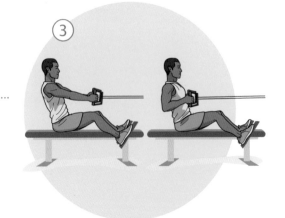

啞鈴高腳杯式深蹲
（參照 p.54）

3 組，每組各做 6 ～ 8 回。

啞鈴上跨步（參照 p.58）

3 組，每組各做 6 ～ 8 回。

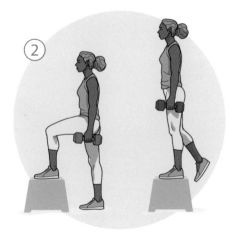

單臂坐姿滑輪划船
（參照 p.73）

3 組，每組各做 8 ～ 10 回。

註：上圖是坐姿滑輪划船的動作，
　　依圖換成單臂做即可。

上斜啞鈴臥推
（參照 p.123）

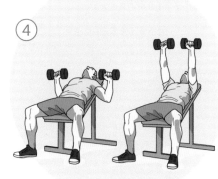

3 組，每組各做 8 ～ 10 回。

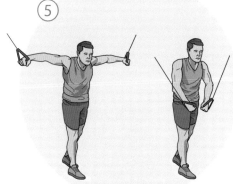

滑輪飛鳥
（參照 p.128）

3 組，每組各做 8 ～ 10 回。

啞鈴錘式彎舉
（參照 p.108）

3 組，每組各做 10 ～ 12 回。

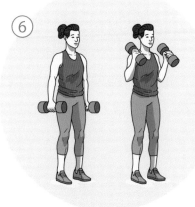

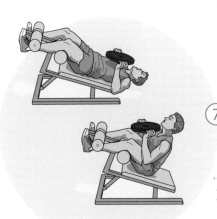

負重下斜仰臥起坐
（參照 p.86）

2 組，每組各做 10 ～ 12 回。

繩索滑輪捲腹
（參照 p.88）

2 組，每組各做 10 ～ 12 回。

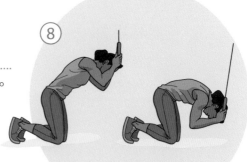

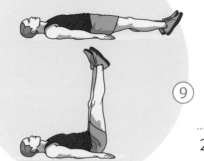

平躺抬腿
（參照 p.96）

2 組，每組各做 10 ～ 12 回。

第二天　休息日

你能一路撐到這裡，真的很棒！給自己一點獎勵，像是按摩、或是讓專業理髮師為你修整一下門面，弄頭髮、做指甲等等。

第三天

課表的最後一週，今天我們要努力把第三組的棒式撐超過三十秒。

槓鈴臥推
（參照 p.120）

---

3 組，每組各做 6 ～ 8 回。

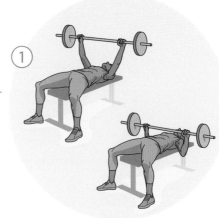

①

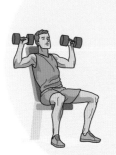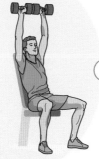

②

坐姿啞鈴肩推舉
（參照 p.102）

---

3 組，每組各做 6 ～ 8 回。

槓鈴羅馬尼亞硬舉
（參照 p.56）

---

3 組，每組各做 6 ～ 8 回。

③

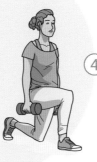

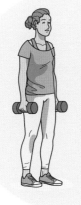

④

啞鈴弓箭步
（參照 p.62）

---

3 組，每組各做 8 ～ 10 回。

啞鈴划船
（參照 p.72）

2 組，每組各做 8 ～ 10 回。

⑤

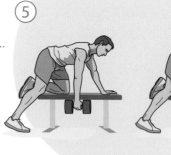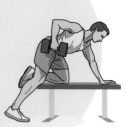

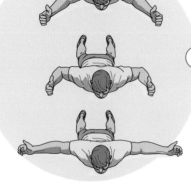

⑥

Y-W-T 耐力撐
（參照 p.106）

3 個位置各停留 10 秒，
做 2 組。

棒式
（參照 p.84）

1 組停留 30 秒，做 2 組。

⑦

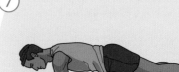

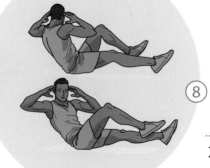

⑧

單車式捲腹
（參照 p.90）

2 組，每組各做 10 ～ 12 回。

滑輪抗旋轉
（參照 p.94）

3 組，每組各做 10 ～ 12 回。

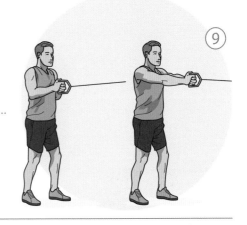

第四天　休息日

　　如果家裡有健身設備，可以做暖身和伸展的例行項目，幫助身體做修復。像是在一天結束時，透過伸展來放鬆肌肉，保持各肌群的熱度和靈活性。

第五天

　　在做最後 1 組的反式划船時，要儘可能以自身的重量，在姿勢不變形的狀態下做到最多次數。

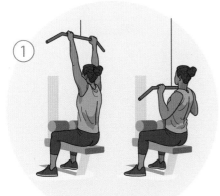

滑輪下拉（參照 p.70）

3 組，每組各做 6 ～ 8 回。

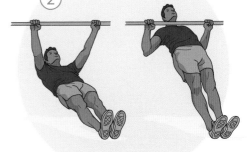

反式划船（參照 p.76）

3 組，每組各做 6 ～ 8 回。

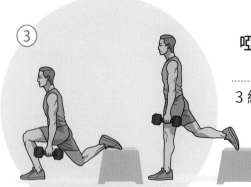

③

啞鈴保加利亞式分腿蹲
（參照 p.60）

3 組，每組各做 6 〜 8 回。

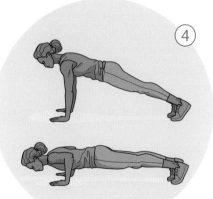

④

伏地挺身
（參照 p.118）

3 組，每組各做 8 〜 10 回。

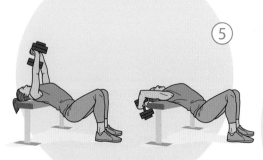

⑤

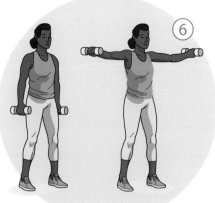

⑥

啞鈴仰臥拉舉
（參照 p.126）

3 組，每組各做 8 〜 10 回。

啞鈴側平舉（參照 p.104）

3 組，每組各做 8 〜 10 回。

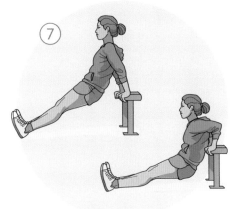

板凳撐體（參照 p.110）

2 組，每組各做 8 ～ 10 回。

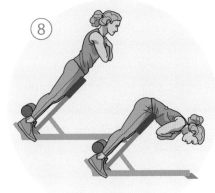

後背伸展（參照 p.78）

2 組，每組各做 10 ～ 12 回。

懸體支撐（參照 p.92）

1 組停留 10 ～ 30 秒，做 2 組。

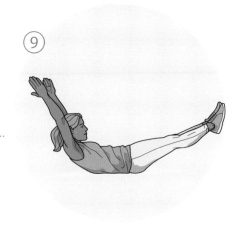

第六天、第七天　休息日

　　利用這個週末，規劃新的重訓課表，或是為下一個循環做準備。現在你已經擁有足夠的經驗和識評估新的課表，若是之前都是居家練習，也能花點時間看看附近是否有適合的健身房。

詞彙表

腹肌：位於身體前方，軀幹的中下部位。

主動恢復：在辛苦的鍛鍊之後，進行低強度的運動。通常會在休息日進行。

手臂肌群：由肱二頭肌和肱三頭肌所組成。二頭肌是上臂前部的屈肌，負責將手往上臂的方向彎曲。三頭肌是上臂的伸肌，是二頭肌的拮抗肌，負責伸展下臂。

背部肌群：位於上軀幹背部的整組肌群，這裡的肌群包含背闊肌、豎脊肌、斜方肌、菱形肌、小圓肌和大圓肌。

槓鈴：由長桿、卡扣、槓袖、槓片所組成的訓練器材。可調節的槓鈴是藉由槓片的數量來變化重量，如果是固定的槓片，則無法調整重量。

徒手訓練：藉由自身體的重量來做阻力訓練的運動皆在這個範疇內。

滑索訓練機：利用滑輪的動作來做重量訓練。拉繩的一邊連接重量，一邊連接握把。

心肺運動／有氧運動：利用身體大肌群的連續動作來獲得氧氣的運動。

胸肌：在胸前的肌肉，也稱為胸大肌。負責向前抬起雙臂，並帶往身體的中心。

循環：為重量訓練規劃的一系列動作，依照這套動作循環進行，每個動作之間的休息時間相對較短。

複合運動：可以在同時間鍛鍊到多個肌群的運動，像是深蹲和臥推，都是屬於複合運動。

脫水：身體水分不足，無法維持正常運作的狀態。

延遲性肌肉酸痛：重訓後十二～四十八小時內，出現肌肉酸痛的現象。

啞鈴：重量板固定在短桿的兩側，可以作為槓鈴單臂版本。重量大多數會標記在側邊。

靈活度：關節可以移動的範圍，或是使用關節及其周圍肌肉在最大運動幅度內動作的能力。

頻率：可以是一個項目每週的訓練頻率，或是肌群每週的訓練頻率，或是 1 組菜單每週的訓練頻率。

臀肌：臀部的肌群包含臀大肌、臀中肌和臀小肌。臀大肌是人體中最強的肌群之一，負責移動臀部和大腿。

孤立運動：旨在訓練單一肌肉的運動項目，像是二頭肌彎舉或是腿部伸展。

腿肌：包含股四頭肌和膕旁肌。股四頭肌是大腿前側最大的肌束，負責將小腿往前伸。膕旁肌位於大腿後側，負責將腳往大腿的方向彎動。

肌耐力：肌肉在一定時間內執行重複收縮動作的能力。

肌力：肌肉能夠產生最大力量的能力。

菜單：規劃的完整重量訓練課表，包含一次訓練中所需執行的項目、組數和次數。

漸進式超負荷：在訓練的過程中，逐步提高施加在身體上的壓力。

正確姿勢：每個運動項目有其特定的姿勢，以避免身體受傷、防止作弊，並且能提高訓練效果。

關節活動範圍：指關節或是特定身體部位在活動時可達到的最大弧度。最大活動範圍指的是特定關節在指定的運動中能做的最大活動範圍。

修復：身體恢復到運動前之狀態的過程。

次數：英文簡寫為 rep（repetition），指的是一個完整的練習動作，比如蹲下再站起來，稱為一個次數。

組數：一個項目連續重複的訓練次數。

休息時間：在兩個組數之中的休息時間，通常為一～三分鐘。

肩膀肌群：也稱為三角肌，包含前三角肌、中三角肌和後三角肌。三角肌位於上肢軀幹，負責提升和旋轉手臂。

伸展：用來提高身體靈活度的運動項目。

訓練日記：使用筆記本或是手機應用程式來記錄、追蹤訓練的進展，記錄的項目包含重量、組數、次數、當次訓練的體力狀態等等。

力竭：持續 1 組項目的訓練，直到肌肉無法再次收縮完成再一次的動作，即為力竭。

槓片（重量片）：放置在槓鈴上用來增加重量的圓形鐵片，有不同的尺寸和重量，通常是二點五公斤、五公斤、十公斤、十五公斤、二十公斤和二十五公斤。

感謝詞

如同我人生中每一項成就，這本書亦是集結了許多人的幫助才能有此成果。

《初學者基礎重訓指南》能夠出版，我最先要感謝的是我的妻子和女兒。

我能在一年內挑戰寫出兩本書，都要感謝妳們給予的耐心和支持。

此外，我在第一本書中，沒有慎重的感謝我的母親，可不能在第二本書又重蹈覆轍。因此，讓我在這裡很鄭重地和我的母親和繼父說一聲：「感謝」。

沒有您們，就沒有今天的我，謝謝您們不厭其煩的在我年紀尚小時，一次又一次地接送我上健身房，我總是說：重訓一定會給我帶來幫助的。

希望這樣的成果能讓您們稍感欣慰。

接下來，我要感謝卡利斯托媒體 (Callisto Media) 的整個出版團隊，謝謝您們給我這個出書的機會，讓我能在寫作的領域中有所展現。

最後我要感謝過去十多年來，所有與我合作過的客戶，謝謝您們給我工作機會，我也從您們身上學習到很多。

這些都是現實世界中無可取代的寶貴經驗。

推薦書目

進階肌力訓練解剖聖經 （*Strength Training Anatomy*）

作者：弗雷德里克 · 德拉維爾 （Freédeéric Delavier）

如果你想要更深入地研究人體肌肉組織和解剖學，這是一本很棒的書。

靈活如豹：掌握動作技巧、提升運動表現、預防傷痛的終極指南 （*Becoming a Supple Leopard*）

作者：凱利 · 史達雷，格倫 · 科多扎
（Kelly Starrett, Glen Cordoza）

這是一本好書，裡面有許多相關資訊，可以幫助你學到更多有關身體的靈活性和軟組織。想要身體健康，就要持續的進步。

參考文獻

Gordon, Brett R., Cillian P. McDowell, Mats Hallgren, et al. "Association of Efficacy of Resistance Exercise Training with Depressive Symptoms: Meta-Analysis and Meta-Regression Analysis of Randomized Clinical Trials." *JAMA Psychiatry*, 75, no. 6 (June 2018): 566–576. doi:10.1001/ jamapsychiatry.2018.0572.

Harris-Fry, Nick. "Bicycle Crunches: The Best Abs Exercise According to ACE." June 4 2019. *Coach*, https://www.coachmag.co.uk/exercises/lose-weight/1716/bicycle-crunches

Layne, Jennifer E., and Miriam E. Nelson. "The Effects of Progressive Resistance Training on Bone Density: A Review." *Medicine & Science in Sports & Exercise*, 31, no. 1 (1999): 25–30. doi:10.1097/00005768-199901000-00006.

Ma, Tongyu, and Chong Lee. "Associations of Healthy Lifestyle Behaviors with Cardiovascular Disease and Chronic Disease Mortality and Life Expectancy in Men and Women." *Medicine & Science in Sports & Exercise*, 48, 5S Supplement 1 (May 2016): 554. doi:10.1249/01.mss.0000486665.35632.92.

O' Connor, Patrick J., Matthew P. Herring, and Amanda Caravalho. "Mental Health Benefits of Strength Training in Adults." *American Journal of Lifestyle Medicine*, 4, no. 5 (July 2010): 377–396. doi:10.1177/1559827610368771

HealthTree 健康樹　健康樹系列 165

初學者基礎重訓指南

背部・手臂・腿部・核心・臀部，**5** 大重點部位 **×105** 組動作圖解，**4** 週有效增肌

Beginner's Guide to Weight Lifting

作　　　者	凱爾・亨特（Kyle Hunt）
譯　　　者	賴孟怡
總 編 輯	何玉美
主　　編	紀欣怡
責任編輯	盧欣平
封面設計	張天薪
版型設計	葉若蒂
內文排版	許貴華

出版發行	采實文化事業股份有限公司
行銷企畫	陳佩宜・黃于庭・蔡雨庭・陳豫萱・黃安汝
業務發行	張世明・林踏欣・林坤蓉・王貞玉・張惠屏
國際版權	王俐雯・林冠妤
印務採購	曾玉霞
會計行政	王雅蕙・李韶婉・簡佩鈺
法律顧問	第一國際法律事務所　余淑杏律師
電子信箱	acme@acmebook.com.tw
采實官網	www.acmebook.com.tw
采實臉書	http://www.facebook.com/acmebook01

I S B N	978-986-507-533-0
定　　價	360 元
初版一刷	2021 年 10 月
劃撥帳號	50148859
劃撥戶名	采實文化事業股份有限公司
	10457 臺北市中山區南京東路二段 95 號 9 樓
	電話：（02）2511-9798　　傳真：（02）2571-3298

國家圖書館出版品預行編目資料

初學者基礎重訓指南：背部.手臂.腿部.核心.臀部,5 大重點部位 x105 組動作圖解,4 週有效增肌／凱爾.亨特 (Kyle Hunt) 著；賴孟怡譯. -- 初版. -- 臺北市：采實文化事業股份有限公司, 2021.10

176 面；17×23 公分 . -- (健康樹；165)

譯自：Beginner's Guide to Weight Lifting

ISBN 978-986-507-533-0(平裝)

1. 健身運動 2. 運動訓練 3. 肌肉

411.711　　　　　　　　　　110014387